中医师承学堂

全国中医学派临床笔谈

主　编　王四平　周计春　杨　阳
编　委　牛广斌　白玉明　于　海
　　　　李玉昌　张志亭
学术指导　李士懋

中国中医药出版社
·北 京·

图书在版编目（CIP）数据

全国中医学派临床笔谈/王四平，周计春，杨阳主编.—北京：中国中医药出版社，2016.5
（中医师承学堂）
ISBN 978-7-5132-3284-5

Ⅰ.①全…　Ⅱ.①王…　②周…　③杨…　Ⅲ.①中医学—临床医学—经验—中国—现代　Ⅳ.①R249.7

中国版本图书馆CIP数据核字（2016）第081509号

中国中医药出版社出版
北京市朝阳区北三环东路28号易亨大厦16层
邮政编码　100013
传真　010 64405750
北京市泰锐印刷有限责任公司印刷
各地新华书店经销
*
开本710×1000　1/16　印张12　字数162千字
2016年5月第1版　2016年5月第1次印刷
书　号　ISBN 978-7-5132-3284-5
*
定价　28.00元
网址　www.cptcm.com

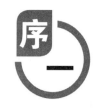

多维度对学派进行研讨

国医大师　李士懋

中医是中华文明的瑰宝，绵延几千年，由《黄帝内经》（以下简称《内经》）、《难经》奠定了中医理论的基础，张仲景建立了辨证论治体系的巍峨大厦，此后代有发展，学派林立，名医辈出，铸就了中医学的博大精深。正如毛泽东主席所说："中国医药学是一个伟大的宝库，应当努力发掘，加以提高。"习近平主席亦云："中医药学是打开中华文明宝库的钥匙。"

金元四大家的出现，是继《内经》《难经》《伤寒杂病论》之后，中医发展史上又一次大的飞跃。四位代表人物中，河北籍者居其半。作为河北中医学子，传承发扬其学术思想，我们责无旁贷。尤其随着国家的日益富强、人民生活水平的不断提高，广大人民对卫生保健的需求日益迫切，因而，努力传承发扬中医药学术思想意义重大而深远。基于此，我们于2014年11月2日在石家庄召开了第一届全国中医学派学术研讨会。李经纬、余瀛鳌等泰斗级学者亲自参加，从多维度对刘河间、张元素、李东垣、张锡纯等大家的学术思想进行讨论，精彩纷呈，故汇集成册，以飨读者。

我们将继续为办好中医学派学术研讨会而努力，将各学派的学术思想发扬光大，造福人民。

2014 年 11 月 5 日于相濡斋

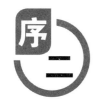

研究学术流派，吹响复兴号角

河北省中医药科学院　曹东义

中华民族悠久的历史，既创造了古代灿烂的文化，又哺育了优秀的中医学术。

习近平总书记说："中医药学是打开中华文明宝库的钥匙。"当前，中医药的地位和作用，被提到了前所未见的高度。因此，研究中医学术因何而兴、为何而兴的意义重大。

毫无疑问，近代西学东渐，当近代文明与古老的中华文明碰撞在一起的时候，国学、汉字、中医都受到了猛烈的冲击，几乎成为濒于灭绝的"岁寒三友"。随着汉字进入计算机技术的突破，孔子学院在全世界普遍开花，中华文化在全世界迅速传播，中医药发展也展现了强劲的势头。

清代名医徐大椿先生说过"医随国运"。尽管中医学在千百年前早已传到东洋和西洋——"人痘疫苗技术"在英国被改良成牛痘疫苗，已经在实践中医原创的"免疫思想"并进而消灭了天花病，改变了人类与瘟疫斗争的格局；尽管针灸早已受到世界各国民众的欢迎，针刺麻醉原理的阐述也丰富了世界神经递质学说；尽管中医药治疗 SARS 引起世界卫生组织的重视，应用太空保心丹预防太空病更是把中医治未病的理念书写在蓝天之上。然而，中医药的科学性却一直没有得到应有的尊重。就像看不懂魔术就会怀疑其故弄玄虚一样，人们对于中医药的理解仍然需要大智慧的启迪。

中华民族的发展历程充满了艰辛。虽多次被打散、被蹂躏，但是经过磨难重新整合的中华文化，一次又一次聚集、吸收正能量，将自身提升到颠扑不破、打而不倒的高境界。中医亦如此，虽历经近代坎坷，被摧残到濒临灭绝的境地，却一次又一次顽强地挺立起来，以自身巨大的现实作用、意义深远的未来价值，迎来了伟大复兴的历史机遇。

中华民族是一个善于总结历史经验的民族。孔夫子兴教育，删诗书，定礼乐，学周易，弘扬老子原创的大道，对中华民族文化大业进行了第一次大总结。汉唐盛世不仅产生了高度的物质文明，同时成为学术集成创新的大盘点：司马迁父子掌握大量原始资料，先后论述"六家要旨"，把炎黄到秦皇汉武的坎坷兴衰大事进行了梳理和评价；唐代孔颖达组织人力，撰著《五经正义》，把中华文化的儒释道糅合在一起，创立了"美美与共"的文化盛典，也是继往开来不断发展的又一个里程碑。

中医学与中华民族血脉相连、生死相依，走过了千万年。在古代传说中，女娲天人相关思想启迪众生，伏羲八卦三才哲学照亮世人；炎帝神农尝百草分毒药，轩辕黄帝说天人探医理；扁鹊四诊合参创脉学。司马迁在《史记》里郑重地说："扁鹊言医为方者宗，守数精明，后世修序弗能易也。"

司马迁是一个非常认真的历史学家，他的《史记》被后世尊奉为"实录"，尽管他的著作也会有某些瑕疵，但是，历史的脉络在司马迁的笔下是相当客观的。沿着历史学家的指引，我们逐渐看到了《四库全书》诞生的时代，他们总结说"儒之门户分于宋，医之门户分于金元"，这虽是中医之外旁观者的观点，却也是很有参考意义的看法。

医学有流派，这是必然的。因为医学是不断发展的，也是在传承之中不断创新、不断扬弃的。既有"否定之否定"，也有"肯定之肯定"。

四季轮回，吹落的只是树叶，留下的是年轮，以及高高挺立的参天大树。

河北中医学院国医大师李士懋先生扛鼎研究中医学术流派，他不仅自己孜孜以求，几十年如一日不断探索、不断总结，而且带领着一个学术团队，在探索的道路上引来了更多的热心人。

2014 年 11 月 2 日，由中华中医药学会主办，河北中医学院、李士懋名医传承工作室承办的"2014 全国中医学派学术研讨会"在河北石家庄举办，会议研讨了易水学派、河间学派、中西医汇通学派等中医学派的近期成果与心得。

国医大师李士懋主持会议，并对各位嘉宾的发言进行总结和点评。中国中医科学院著名医史专家李经纬先生，首都国医名师、文献大家余瀛鳌先生等中医药专家到会，并发表了重要的学术观点。

85 岁的李经纬先生说，研究医学家的学说和学术思想，要求研究者所做的结论必须确切，必须符合实际，能反映其特点。但要做到这一点是比较困难的。其原因之一，是医家的学说或学术思想是活的，往往随着其学识的增长、思想意识的变化而变化，甚至后半生出现对前半生观点的自我否定或修正，或从激进转向保守，或由比较守旧变为革新。这就要求研究者全面掌握情况，以做出比较客观的分析。其原因之二，是医学家的学说和学术思想，与医家的意识形态、世界观、思想方法等方面密切相关，与时代政治、经济、科学文化的发展状况也多互为关联。对此，必须有相应的分析，判断其间的关系和影响。其原因之三，是我们所研究的医家多已作古，对其的研究往往只能依据其著述或后人的研究成果进行，我们不能仅仅抓住被研究者在某一个问题上的看法，或一两种疾病的处理特点，就提出其学说和学术思想。

李经纬先生认为，研究医学家学说和学术思想的目的，重在为现代中医的临床、科研提供思想和理论武器，为现代中医的发展提供借鉴，不是也不应该为门户或宗派服务，更不应该哗众取宠、故弄玄虚。因此，做结论、提看法，要力求客观、实事求是、符合史实，切忌偏执片面、为我所用；要为中医的迅速发展提供前景和展望、途径和方法，以及历史经验和教训。我国存在着中医和西医两种医学，如何实现中医现代化？采取什么途径和方法？深入研究中医各家学说是很有助益的。希望大家明确这个目的，多做些探索，这对领导制定方针政策和科学管理也必将是很有意义的。中医发展的途径总应该是越宽广越好，方法总应该是越多越好。

83 岁的余瀛鳌先生说，医学水平的不断发展与提高，学术流派所起的作用至为关键。前贤对此多有评价、分析。历代之中，最有代表性和影响力的是东汉时期的张仲景学说，及金元时期的刘完素、李东垣和朱丹溪的"四大家"学说。此说初见于明代王纶所撰的《明医杂著》（1502 年刊行），他说，在诊疗生涯中，"外感法仲景，内伤法东垣，热病用河间，杂病用丹溪"。虽然中医临床各科都有代表性的名医、名著，但专科医家的临证学术亦须宗法此"四大家"，特别是张仲景的《伤寒杂病论》已被公认为各科临床的基础。在"四大家"中，医圣张仲景阐介诸多疾患，其中涉及多种病症的"因、证、脉、治"，既有学术规范性，又有卓越的临床疗效。他所创导的辨证论治，涵盖了辨证中的"八纲"和论治中的"八法"。书中并有"辨病论治"和"治未病"的多种疗法，为后世提供了丰富的治疗手段，反映了我国早期临床医学的高水平。

余老指出，作为金代医学宗师，"寒凉派"刘河间认为，多种病症因火热而发，"六气皆从火化"是其主导学术观点。刘河间对火热病机的阐发，实为明末迄清代中叶形成温病学派的渊薮。李东垣以"补土派"著称于世，他诊治病症，十分重视并力倡"人以胃气为本"的脾胃学说，其中温补脾胃的治法运用最多。他对脾胃病证从学术理论到临床诊疗均有突破、变异和创造。他立方遣药的思路以及创制的新方，对后世有深广的影响。作为"养阴派"的代表，朱丹溪认为人体"阳常有余，阴常不足"，擅用滋阴降火法。须予说明的是，我们博览朱氏名著，也可以看到他博采张仲景、刘河间、张元素、张从正、李东垣等名家的精论效方。须予着重提出的是，他在诊疗中强调"临机应变"（见《局方发挥》），这对后世学者有殊多启迪。这四位宗师的学术经验，我们又须根据患者的具体病情，有选择性地应用。

为什么在学术流派中要强调这"四大家"？余老指出，因为在历代学术流派中，他们称得上是"主心骨"。早在明、清时期，即有诸多医家予以介绍。如明代梁学孟所撰《痰火颠门》认为："医之可法者，自轩岐而下，张仲景、李东垣、刘河间、朱丹溪之外，代不乏人。"又如清代王翰臣所撰的《万全备急方》提出，在历代医家的诊病和立方遣药中，能"神而明之者，则长沙、河间、东垣、丹溪诸大家……"。在临床医师中，清代最具有代表性的名家叶天士借鉴最多的学术流派也是"四大家"的学说，当然他也吸取"四大家"之外历史上诸多名家的学术经验，也有若干他本人在诊疗过程中的创意性经验。

在临床过程中，余老对某些病症的诊治既吸收师传医术的经验，又结合自己的实际体会，再旁参全国各地的研究成果（如新安医学、吴中医学、孟河医学、钱塘医学、龙江医学、龙砂医学、海派医学、燕京医学、冀中医学等）。他认为作为一个地域的医学，它实际上拥有不同学术流派的医家，这是需要我们加以鉴识的。

北京中医药大学鲁兆麟先生说，李杲学医于易州张元素，是易水学派一大医家，对祖国医学的脾胃学说做出了贡献。李东垣所创补中益气汤、清暑益气汤、升阳益胃汤等诸名方，一直被后世所习用。其甘温除热的治疗方法，为内伤热病的治疗开拓了新的思路。然而，在有关甘温除热理论的论述中，李东垣提出了"阴火"的概念，由于论述简洁，引起后世医家的探讨，各抒己见，未能统一。鲁兆麟先生结合自己的研究，提出了对于李东垣所提"阴火"的认识。

河北省首届十二大名中医刘亚娴教授通过自己对王清任多年研究，认为不能简单地给他贴上活血化瘀的标签。王清任有很多重视补气的名方，还有很多治杂病的经验，是一个很全面的医学家。因此，学术研究不能以偏概全。

河北中医学院周继春教授就河北省中医药历史文化的遗存和保护现状、针推学院贾春生教授就李东垣针灸学术思想、中西医结合学院杜慧兰教授就张锡纯妇科诊疗经验分别做了报告；基础学院董尚朴教授介绍了张元素对中药学的理论贡献，靳红微教授论述了张锡纯外感热病思想，吕志杰教授报告了张锡纯学术成就，张再康教授阐发了王清任补气助阳法；河北省中医药科学院曹东义就"李杲风骨、东垣情怀"发表了自己的看法，山西中西医结合医院张英栋主张"理性看待金元医学流派之分"，中国中医药出版社刘观涛介绍了在编辑李士懋国医大师医学文集之中的感悟，山西中医学院高建忠谈论了对张元素枳术丸的理解……可以说这是一次学术流派研究的盛宴，各位学者利用这次盛会把自己的研究心得倾情奉献出来，旨在发展学术、振兴中医，吹响了中医复兴的号角。

在学术研讨会文集结集出版的时刻，再次捧读这些闪烁着智慧之光的论著，我眼前浮现出会前会后每位专家、学者的风采。时间就这样在不经意间一闪而过，而他们的学术成果必将随着本书的正式出版而走向大江南北、传播到世界各地，去感染和激励那些有志于中医学术研究的人；为那些自觉传承中医学术的"传道医"加油助力；为那些希望中医复兴、为中医复兴不懈奋斗的人们提供正能量。

本书的出版，就是为中医蓄积能量，传播和释放正能量，我很感激各位作者，是他们把自己的宝贵经验都传递给了我，让我受益终身。

2014 年 12 月 9 日于求石得玉书屋

目录

东垣之秘：
对甘温除大热如何理解和应用

河北中医学院　李士懋

一、时代背景问题

李东垣创立补土派，是中医史上的一大里程碑，影响巨大而深远。

李东垣为何能创立补土派？史学上多从时代背景来探求，认为金元时期，战乱频仍，民不聊生，饥饱劳碌，忧思惊恐，损伤脾胃，致阴火升腾，京城三月余，死逾百万。李东垣创立以补中益气汤为代表的"健脾升清"诸方，挽民生于倒悬。

可是，处于同时代的刘河间、张从正、朱丹溪却学说各异，这不是用战乱这一时代背景可以解释的。

为什么学说各异？关键在于中医学术思想本身。各家都是在继承、批判的基础上，各擅其长，不断纠偏，形成不同学派。

中医发展的大致脉络，是《内经》《难经》奠定了中医理论基础，但医经与经方，理论与实践，尚处分离状态。从《内经》十三方来看，基本处于经验方的水平，各方还没有使用指征及病机的描述，更没有辨证论治体系的统辖。因此，只能说这些方子，包括马王堆的《五十二病方》、武威汉简的药方，都是些经验方的水平。

张仲景的《伤寒杂病论》问世，终于耸立起辨证论治的巍峨大厦，使中医产生了历史性的飞跃。可惜问世不久，即毁于战乱兵燹。直到唐代孙思邈才重予发现，宋代成无己予以作注，《伤寒论》方流传天下。可能时医未深究张仲景之学，惯以辛温麻桂治时病，致生"古方今病不相能"的困惑，从而另辟蹊径，寒凉派、攻邪派应时而生。

再者，自宋代《太平惠民和剂局方》颁行以来，医者习以局方治病，然局方多温燥，久则成弊，故有刘河间、张从正起而纠偏，亦促使寒凉派、攻邪派应运而生。

寒凉派倡行以来，其弊端亦渐显，寒凉派伤胃，损伤正气，使元气虚损，促使补土派起而纠偏，遂成补土派。

据上可知，金元学派的形成不能只看时代背景，亦应寻其学术发展轨迹，而相互争鸣纠偏，各擅其长，尤为重要。

二、甘温除大热

（一）为什么说"甘温除大热"是对中医的发展、创新

甘温除大热，是李东垣的一大发明，是对中医发展的一大贡献。

当前，由于国家的重视和扶持，中医面临空前大好的发展形势。振兴中医的方针是"传承发扬"；传承的方针是"读经典，做临床，拜名师"。这是正确的方针，是国家花大力搞好传承。

如何发扬？发扬的目的在于探索未知。中医的发扬有以下两条路径。

一是传统路径的发扬。这种路径，须具备四个特点：一是有理论渊源，二是有理法方药完备的理论体系，三是对实践有重大指导价值，四是能为他人所传承，并能在他人实践中得到证实。如金元四大家，温病学说等，皆是传统发扬的代表性成果。中医几千年来，正是沿着这条道路走过来的。代有发扬，名医辈出，造就了中医学的深邃博大、光耀世界。李东垣的"甘温除大热"学术特色，就是这种传统发扬。可惜受西方科学为唯一科学思想的影响，这种传统的发扬，不能科研立项，不能评为科研成果，更不能获奖。中医要走自己的路，应该承认传统发扬的道路，振兴繁荣中医。

二是现代科研方法的发扬。这种研究价值的大小，有一条标准，就是对中医发展的裨益有多大。这种研究搞了几十年，结果如何？乏善可陈。这种研究，关键要找到中西医的切入点。

（二）热的概念

既云"甘温除大热"，首先要理解热的概念。

中西医热的概念有别。西医的热，是指体温高于37℃者，是以体温作为衡量的唯一标准。中医所指热的概念，是指一组特异症状和体征，如身热、烦躁、口渴、溲赤、舌红、面赤、脉数等，体温可高可不高。中医之外感发热，一般体温皆高，有些内伤发热，或虚热，亦可见体温高者。中医体温不高者，可称有热；体温高者，则未必称为有热，甚至可称作为寒。中西医之热，有重叠，但不能等同。

（三）热与火的异同

火分生理之火与病理之火。生理之火，即人身之阳气，有温煦激活人体生理功能的作用，如少火生气犹天空之太阳，天运当以日光明。病理之火与热有别，然亦常火热并称或互用。

火有生理病理之分，而热限于病理的范畴。在病理情况下，常火热并称，或火热互用，然亦有区别。这些区分，多为约定俗成，并无严格定义。

热，主要指邪气所化，如六淫化热、气血痰食蕴久化热，属实热；亦有虚阳浮动而称热者，如甘温除热之热，即属虚热范畴。多表现为全身症状，多身热恶热，面红目赤，心烦不寐，口渴、溲赤、便干、舌红，脉数等；体温可高，亦可不高。而火，则以局部症状为主，且有上炎之势者，如头痛、目赤、口干、鼻干、咽痛、心烦、疮疡等，体温多不高。火的来源，可六气化火，可七情化火，亦可正虚虚阳浮动而化火。火有虚实之分，有实火、虚火。

（四）甘温除大热的创新点

为什么说李东垣甘温除大热的理论具创新性，是中医史上的一大发明？因其填补了气虚发热这一空白。

正虚发热，有阴阳气血之分。阳虚发热，《内经》已有论述，如真寒假热，水极似火，阴极似阳等；《伤寒论》之格阳戴阳，亦属阳虚发热。阴虚发热，《内经》已有"阴虚则内热"的论述。历代各家，尤其温病学派，对阴虚发热有详尽论述。对血虚发热，论之者稀；对气虚发热，基本属于空白。李东垣甘温除大热，填补了这一空白。它既有理论渊源，又有完整理论体系，且对实践有重大指导价值，并为后世广为传承应用。符合关于创新发明的四项标准，故称李东垣甘温除大热是对中医的一大发明、创新。

（五）甘温除大热的机理

关于气虚发热，李东垣称之为阴火、贼火，其机理在《脾胃论》《内外伤辨惑论》等著作中都有说明，但阐述的不够清晰，致后人多有歧义。在统编五版教材《中医内科学》中，曾并列了七种病机，曰气郁、湿热、阴虚、血虚、气虚、阳虚等。因歧义颇多，故不避冗长，详论之。

李东垣于《脾胃论·卷中·饮食劳倦所伤始为热中论》中曰："若饮食失节，寒温不适，则脾胃乃伤；喜怒忧恐，损耗元气，既脾胃气衰，元气不足，而心火独盛。心火者，阴火也，起于下焦，其系系于心。心不主令，相火代之。相火者，下焦胞络之火，元气之贼也。火与元气不两立，一胜则一负。脾胃气虚，则下流于肾，阴火得以乘其土位。故脾证始得。则气高而喘，身热而烦，其脉洪大而头痛，或渴不止，其皮肤不任风寒，而生寒热。"这段话，是李东垣解释由于脾虚而产生阴火的机理，读起来有点绕，没说清楚。李东垣对阴火机理的阐述，有以下几种说法。

饮食劳倦损伤脾胃，元气耗伤，升降失司，这是阴火的始发环节。

"脾胃气虚，则下流于肾"，这是阴火发生的第二个环节。是什么东西下流于肾？李东垣于《内外伤辨·辨寒热》项下云："乃肾间受脾胃下流之湿气，闭塞其下，致阴火上冲，作蒸蒸燥热。"湿气下流于肾间，闷塞其下，这是阴火发生的第二个环节。

湿气下流肾间，为什么就产生阴火呢？因为肾中有相火。相者，乃辅佐之臣，在生理情况下，此相火伴君火游行于全身，辅君以行事，发挥温煦激发的功能。当脾湿下流于肾时，则闭塞气机，肾中相火不能升降出入，失却其伴君火游行于全身，辅君行事的功能。相火郁而成火热，李东垣把这种火称为阴火。阴火上冲则出现气高而喘、身热而烦等诸症。

脾湿下流之阴火，与下焦湿热之二妙丸证有别，前者为脾虚所产生的虚火，后者为下焦湿热相和之实证。

脾湿下流之阴火，与肾水亏而相火妄动，及肾阳衰而龙雷之火飞腾，三者虽皆为虚火，但病机不同，治则亦异。前者为脾胃气虚所致，当健脾升清，培补元气；肾水亏者，当滋阴以配阳；阳虚而龙雷火动者，当引火归元。

"元气不足，心火独盛"。前面已明言，脾虚湿气下流，阴火上冲，此处为什么又蹦出个"心火独盛"呢？揣度李东垣之本意，可能是为了解释气高而喘、身热而烦、头痛或渴、脉洪大等心经火盛诸症。心火乃君火，主一身之阳，犹如天空之太阳，温煦激发全身脏腑器官的功能。在病理情况下，亦用"心火"一词，乃指心火旺、心火盛等，一般指心经实火而言。此火可上灼、下迫、内陷，引起口糜、淋痛、疮疡、瞀瘛、躁狂、昏谵、动血等，法当清热泻火。而李东垣此处所言之心火，乃脾湿下流，阴火上冲。心肾皆属少阴，且有经络相通，肾中阴火沿经络上达于心，于是心火独盛。但心不受邪，包络代心受邪，导致心包络之相火亦随之上冲，故曰"心火者，阴火也，起于下焦"，"相火者，下焦包络之火"，自与心经实火有别。

"心不主令，相火代之"，这是指心之君火与肾中相火之间的关系。正常情况下，"君火以明，相火以位"，即红日当空，天运朗朗，肾中相火即安于水中。若君火衰，心不主令，则阴霾当空，肾中相火起而代之，称为龙雷之火飞腾，焚原燎屋，不可水灭，不可直折，当引火归元，使"离照当空，阴霾自散"，龙雷之火潜于水中，安于其位。

李东垣所说的气虚发热乃脾虚所致，此与阳衰的发热不同。这里的"心不主令，相火代之"，是对气虚发热的混淆，把读者搞懵了。

李东垣又提出了血虚引发阴火的问题，于《脾胃论·脾胃盛衰论》中曰："饮食不节，劳役所伤，以致脾胃虚弱，乃血所生病。"于升阳散火汤解中亦云："此病多因血虚而得之。"血虚而热，自与脾虚湿气下流不同，揣度李东垣之意，在于解释气虚为热的机理。血虚不能内守，气失依恋，因而气浮荡而为热。李东垣所指之血虚，仍指脾虚生化不足而荣血虚者，着眼于脾虚而言。其实，脾虚则气虚，已虚之气易浮动而热，不必再涉及血虚，徒生歧义。

《脾胃论·饮食劳倦所伤始为热中论》中，又提出热中问题。中，乃指脾胃。所谓热中，即脾胃热，脾胃何以热？曰，阴火得以乘其土位，故脾胃热。又云"心火下陷土中"，故成热中。二者是不同的，阴火乘土者，当培土以制阴火；心火下陷土中者，当清心泻火。二者本质不同，治法相殊。

李东垣于《内外伤辨·辨阴证阳证》中又提出冲脉火逆的理论，曰："谓脾胃之气不足，而反下行，极则冲脉之火逆而上，是无形质之元气受病也，系在上焦，心肺是也。"这里指的阴火上冲，是冲脉之火上逆。《内经》有"冲脉为病，逆气里急"的记载，但无冲脉火逆的论述。这无疑给气虚发热又多了一种解释，多了一个枝蔓，多了一份疑惑。

李东垣于火郁汤中又云："胃虚过食冷物，抑遏阳气于脾土，火郁则发之。"寒遏阳郁为热。首当温散其寒，此与甘温除大热有别。

总之，李东垣对甘温除大热的机理提出了多种解释，我认为没有讲清楚，反把人搞糊涂了，有点欲明反晦。

那么，应如何理解脾虚而阴火上冲呢？尤在泾于《金匮要略心典·痰饮篇·小青龙汤》项下注云："土厚则阴火自伏。"真乃一语破的，简洁而明了。

关于五行生克的理论，人们往往理解的不够全面。五脏配五行，金木水火土各代表一脏，是代表了该脏的全部功能。如水与木的关系，一般只云水能涵木。但是肾阳以温煦肝阳、肾精以充养肝血，则鲜有论者。土能克水，此水则代表肾的全部功能，肾乃元阴元阳所居，土能克水，既能制约肾水之泛滥，又能制约肾中相火之上冲，这就是"土厚则阴火自伏"的道理，也是土虚而阴火上冲的病机，其治疗大法自当培土以制阴火，倘能如此理解，就无须再扯上湿气下流、心火独盛、君不主令、血虚、冲脉火逆、寒遏等，枝蔓愈繁，疑惑愈多。

（六）外感内伤十三辨

由于气虚与外感颇相似，且时医多以外感之法治内伤发热，致死者接踵，故撰《内外伤辨惑论》，以正世人用药之误，使天下之人不致夭折。

李东垣所言外感内伤，是指风寒外感为外伤，饮食劳倦伤脾所引发的诸病为内伤，"内外伤辨"是在这一范畴内讨论的，首先要明确其讨论的范围、对象，方能有的放矢。

1. 辨阴证阳证

阴证阳证的概念：依八纲辨证，凡表证、热证、实证为阳证；里、寒、虚为阴证。李东垣所云之阴证、阳证与此有别。阴证，是指喜怒过度，饮食失节，寒温不适，劳役所伤，致脾胃元气不足，阴火上冲所引发的诸病；阳证，是风寒袭表所引发的寒热表证。虽然二者临床表现相似，但病因不同，虚实各异，治法各殊。中气不足乃当补之证，认作外感风寒、有余客邪之病，重泻其表，使营卫之气外绝，其死只在旬日之间，所谓差之毫厘，谬以千里。

李东垣所言阴证阳证，总结出了病因及性质、治则的不同，这是辨外感内伤的总纲。

2. 辨脉

李东垣云："古人以脉上辨内外伤于人迎气口，人迎脉大于气口为外伤，气口脉大于人迎为内伤。"寒伤营"故外感寒邪，则独左寸人迎脉浮紧，按之洪大；若外感风邪，则人迎脉缓，而大于气口一倍，或两倍、三倍。内伤饮食，则右寸气口脉大于人迎一倍；伤之重者，过在少阴，则两倍，太阴则三倍"云云。

按：这种辨脉法切合临床吗？没见过，且不适用。外感发热与内伤发热，临床常见，其区别总在脉沉取之有力无力，而不是以人迎、气口来分。外感者实，脉沉取有力；内伤者虚，脉沉取无力，以此别之。这是辨别外感内伤的关键。

3. 辨寒热

外感内伤皆有寒热，但这两种寒热如何分辨呢？李东垣提出了三个重要鉴别点：

（1）外感之寒热，乃"寒热并作"，发热与恶寒同时存在。内伤之寒热，乃寒热交作，"躁作寒已，寒作躁已，非如外伤之寒热齐作"。

（2）外感之寒热，乃"寒热齐作，无有间断"。表证不除，寒热不止，此即有一分恶寒，有一份表证。内伤之寒热，乃"躁发须臾而过，不任风寒复见矣"。非如外伤之寒热齐作，无有间断也。

（3）外感之寒热，"虽任重衣下幕，逼近烈火，终不能御其寒"。内伤寒热，"但避风寒，及温暖处，或添衣盖，温养其皮肤，所恶风寒便不见矣"。外伤者无汗，"外伤恶寒发热，岂有汗出者乎？若得汗，则病愈矣"。内伤之寒热可汗出，"热极汗出而亦解"。

十三辨中，未将汗单列一条，只在辨寒热中提了一下，其实外感内伤辨，汗出情况是一重要鉴别点，惜李东垣语焉不详。

按：因内伤外感皆可见寒热一证，二者"特相似"，故将内伤误作外感，死者百万，故著《内外伤辨惑论》。在十三辨中，寒热之辨尤为吃紧处。

李东垣提出辨内伤外感的三个鉴别点，切中肯綮，但不全面，补充五点：

（1）外感寒热，有感受风寒之病史；内伤寒热，有饮食劳倦，忧思惊恐的病史。

（2）外感发热则感而即病，寒热除则病愈；内伤寒热，则反复发作，可连续数月、数年，每当烦劳或情绪波动则乃作。

（3）内伤发热，多于午前著；外感发热，则以午后著。

（4）外感寒热，多伴头身痛、无汗、咳嗽、咽痛、鼻塞流涕等表证；内伤寒热者，多伴倦怠无力、心慌气短、恶风自汗等气虚之证。

（5）外感寒热脉紧数或缓，内伤寒热脉按之减。无论外感或内伤之寒热，其虚实之辨，重在脉之沉取有力无力。

4. 辨外感八风之邪

饮食劳倦所伤与外感者"特相似"。

"外感八风，乃有余之证，其恶风、自汗、头痛、鼻流清涕常常有之，语声重浊，高厉有力，鼻息壅塞而不通，能食，腹中和，口知味，大小便如常，筋骨疼痛，不能动摇，便着床枕，非扶不起。"

"饮食劳倦亦恶风，遇大漫风起，却不恶也，惟门窗隙中些小贼风来，必大恶也，况鼻流清涕，头痛自汗，间而有之，鼻中气短，少气不足以息，语则气短而怯弱，妨食，或食不下，或不饮食。三者互有之，甚则高喘，热伤元气，令四肢不收，无气以动，而懒倦嗜卧。"诸虚象，皆脾证始有，而外感风寒俱无此证，故易分辨耳。

按：李东垣详述外感内伤诸症，但仅凭症状，尚不足以区分。区分的关键，仍在脉之沉取有力无力。

5. 辨手心手背

李东垣云："内伤及劳倦饮食不节，病手心热，手背不热；外感风寒则手背热，手心不热。此辨至甚皎然。"

按：此条不足以凭。外感热盛者，手心手背皆热；而内伤手心热者，阴虚、阳虚、湿热、热郁、瘀血、气虚、气郁化火、热陷阴分等，皆可手心热。究为外感或内伤，还得以脉断。

6. 辨口鼻

李东垣云："若饮食劳役所伤，其外证必显在口，必口失谷味，必腹中不和，必不欲言，纵勉强对答，声必怯弱，口沃沫多唾，鼻中清涕，或有或无，即阴证也。外伤风寒则其外证必显在鼻，鼻气不利，声重浊不清利，其言壅塞，气盛有力，而口中必和，伤寒则面赤，鼻壅塞而干，伤风则鼻流清涕而已。"

按：经云：中气不足，九窍不利，饮食劳倦，故可引起心腹不和，但外感者恶心不欲食，腹中不和者亦恒有之；外感外证固可显于鼻，但内伤中气不足，清阳不能充养清窍，亦可鼻塞流涕声重浊。可见，以口鼻之变，不足以辨外感内伤。

7. 辨气少气盛

李东垣云："外感风寒者，故其气壅盛而有余，使鼻气壅塞不利，面赤不通，其鼻中气不能出，其言高，其声壮厉而有力，是伤寒则鼻干无涕，面壅色赤，云云；内伤饮食劳役者，其口鼻中皆气短促。不足以息，上喘懒语，气怯声低。”

按：虚者气怯声低，实者气粗声厉，诚是。然非辨外感内伤之主要指标。邪实壅者，亦可气短绝不可以息、声怯，虚者亦可气怯声低。其实，虚实之辨，在于脉之沉取有力无力，以此别之。

8. 辨头痛

李东垣曰：“内证头痛，有时而作，有时而止；外伤之痛，常常有之，直须传入里实方罢。”

按：李东垣所云诚是，然凭此尚不足作为外感内伤鉴别的主要指标。有人经常外感而头痛，亦时作时止，能说是内伤吗？外邪传里头痛方罢，也不准确。邪在太阳可头痛，邪在里亦可头痛，伤寒六经皆有头痛。

9. 辨筋骨四肢

李东垣曰：“内伤等病，必怠惰嗜卧，四肢沉困不收，此乃热伤元气。……寒则筋挛骨痛。”

按：内伤者，沉困怠惰，诚是。然外热伤元气，乃邪阻脾虚不能实四肢也。寒则筋挛骨痛，尚还须进一步鉴别。云外伤之筋挛骨痛，“是肝肾之气已绝于内”，则欠允，乃寒邪袭于筋骨经脉所致也。

10. 辨外伤不恶食

李东垣曰：“若劳役饮食失节，寒温不适，此三者皆恶食。若劳役所伤及饮食失节，寒温不适三者，俱恶食，口不知五味，亦不知五谷之味。”

按：此条不足以辨外感内伤。一般外感寒热者，都影响食欲，厌油腻腥膻，这已是常识。张仲景论太阳伤寒，亦是“体痛呕逆”，不可能一边呕逆，一边还吃得挺香。所以，此条不足凭。

11. 辨渴与不渴

李东垣云：“外感风寒之邪，邪气传里，始有渴也。内伤饮食失节，劳役久病者，必不渴，是邪在血脉中有余故也。初劳役形质，饮食失节，伤之重者，必有渴，以其心火炽，上克于肺金，故渴也。”

按：外感风寒化热伤津，固当渴。若邪传阴经，则多不温。内伤"必不温"，诚是。"心火炽，上克肺金，故渴也。"此心火，当属实火，方能致渴。李东垣所言之阴火、虚火，当口渴不著。

12. 辨劳役受病表虚不作表实治之

李东垣云："其外伤贼邪，必语声前轻后重，高厉而有力；若是劳役所伤，饮食不节，表虚不足之病，必短气气促，上气高喘，懒语，其声困弱而无力，至易见也。若毫厘之误，则千里之谬。"

按：内外伤，可证似而实异，一虚一实。其鉴别要点，在于"气少气盛上辨之"，固是。但内伤者短气气促而喘，外感者亦可见此，尚难鉴别，必须凭脉以断虚实，方不致误。

13. 气虚发热与中热颇相似

李东垣云："胃气久虚，而因劳役得之者。皆与阳明中热白虎汤证相似，必肌肤扪摸之壮热，必燥热闷乱，大恶热，渴而饮水，以劳役过甚之故。亦身疼痛。此证脾胃大虚，元气不足，口鼻中气皆短促而上喘，至日转以后，是阳明得吐之际，病必少减。若是外得中热之病，必到日晡之际，大作谵语，其热增加，大渴饮水，烦闷不止，其劳役不足者，皆无此证。"

按：李东垣此条提出昼夜时间不同，病性变化不同，作为内虚外伤的鉴别点。外感中热者，日晡剧；内伤发热者，日晡轻。外感中热者，热盛，日晡阳始入里而热更炽，故病剧。内伤者，阳气衰，日晡得时之助而阳暂复，故病轻。

外感内伤，虽皆证似白虎，但外感发热者日晡剧；内伤发热者，上午剧，日晡轻。此虽有别，但只能作为内伤外感鉴别的参照指标，而不能作为主要指标。主要鉴别标准，还是以脉为据。

小结：鉴于时医皆把内伤误作外感，枉死者比比皆是，故李东垣著《内外伤辨惑论》，列出十三个鉴别要点，提出了很多有价值的鉴别点，但总得来说，没有讲得很清楚。

外感内伤如何辨？在于脉之虚实。李东垣云："外感八风之邪，乃有余证也；内伤饮食不节，劳役所伤，皆不足之病也。"虚实之辨，在于脉沉取有力无力，尽管他证千差万别，皆以脉为准。

（七）补中益气汤

李东垣创立此方时，是用于治疗疫病流行的。李杲所处的年代，正值宋金元战乱，饥荒连年，疫病流行，李东垣于《内外伤辨》中云："都人之不受病者万无一二，既病而死者，继踵而不绝。都门十有二所，每日各门所送多者两千，少者不下一千，似此者几三月。"且大梁、东平、太原、凤翔病伤而死，无不然也。可见疫病流行，夭枉之惨烈。惜医者不识，误作伤寒表实之证治之，医杀之耳。李东垣指出，此"皆由中气不足，乃能发生耳"，创补中益气汤治之。

1.嬗变

后世关于补中益气汤的应用发生了嬗变，已非治疫，而是多用于以下3种情况。

（1）治虚人外感，扶正祛邪；

（2）用于因气虚而定期反复发热者，用甘温以除热；

（3）用于脾虚中气不足的内伤杂证，如倦怠、乏力、头沉、胸闷气短、脘腹胀满、食谷不馨、自汗畏风、易致外感、九窍不利、便溏白带、脉弱舌淡等。

2.组成

黄芪，病甚劳役、热甚者一钱；甘草炙以上各五分；人参去芦，三分，有嗽去之。以上三味，除湿热、烦热之圣药也。当归身二分、酒焙干或日干，以和血脉。橘皮不去白，二分或三分以导气，又能益元气，得诸甘药乃可，若独用为泻脾胃。升麻二分或三分，引胃气上腾而复其本位，便是行春生之令。柴胡二分或三分，引清气行少阳之气上升。白术三分，除胃中热利腰脊间血。

上件药㕮咀，都作一服，水二盏，煎后一盏，量气弱、气盛，临病斟酌水盏大小，去渣，食远稍热服。如伤之重者，不过二服而愈。若病日久者，以权主加减法治之。

3.方义

气虚发热的病机，关键在于脾虚不能制下焦之火，导致阴火上冲。所以治此阴火，法当健脾升清。方以黄芪、人参、白术、甘草健脾益气，补肺固表，升阳举陷，培土以制阴火。当归和血，陈皮理气防滞。脾以升为健，用升麻、柴胡者，升举脾之清阳，脾气复而阴火自敛。

4.气虚发热的临床特点和使用指征

气虚发热具有以下特点。

（1）发热病程可长可短，长者可数月、数年。

（2）间断发热，每隔数日或数月发作一次，每次发作可持续三五日或七八日。体温一般在 38℃ 以下，亦有高达 39℃ 以上者；亦有仅是自觉发热症状，体温不高者。

（3）每次发作，一般都有明显诱因，或烦劳，或外感。经云："阳气者，烦劳则张。"劳，包括劳心、劳力、房劳；烦，指情绪波动，或休息不好，易于发作。至于外感因素，另论。

（4）一日之中，多于晨起日升至午前为著，因阳气虚，不能固于其位而易升浮，上午正当阳升之时，故阳易升浮而热著。

（5）伴有气虚的症状，如倦怠肢困，精神不振，心慌气短，自汗畏风等。所畏之风，非室外旷野之风，乃畏户牖缝隙之风。

（6）脉虚，这是判断气虚发热的关键指征。所谓脉虚则正虚，然正虚又有阴阳气血之分。一般而言，阴虚脉细数，且伴虚热之征；阳虚者脉微细，伴寒象；血虚者，一般都兼有气虚、阳虚，伴不华、不荣之象，脉多细无力；气虚者脉虚，伴气虚之见症。

气虚之脉，主要特征是脉沉取无力。其无力的程度，有轻重之别，轻者吾称之为脉减或逊，明显者称沉取无力。其脉位可沉可浮，因气虚无力鼓荡气血，故脉可沉，虚的程度较轻者，脉亦可不沉。若脉浮而按之无力者，乃气虚而浮动之象，此时于益气升阳方中加收敛之品，防其脱越，常于方中加白芍，重者加山茱萸、五味子。至于脉见弦、滑、数者，只要沉取无力，皆以虚看。脉的分部，若寸部无力，乃清气不升；关脉无力，乃肝脾虚；尺部无力，属肾气虚，或肾阳虚，再结合其他三诊来断。

脾虚则百病由生，而补中益气汤乃健脾益气之代表方，故应用甚广。此处所言，仅限于甘温除大热者。

5. 关于气虚发热与外感发热的讨论

李东垣将内伤发热与外感表证发热截然分开，并著《内外伤辨惑论》详辨之。

若典型的外感发热，属实证；典型的内伤发热属虚证，当然不能混淆。但虚人外感而热，与纯为气虚发热者，就难以区分。我们常见体虚而外感发热者，予补中益气汤加紫苏叶或荆芥、生姜治之，其效颇彰。正虚或占八九，表邪或占一二，这种虚人外感发热能与气虚发热截然区分吗？表证的特点之一是恶风寒，但气虚发热者亦恶风寒，所以李东垣于《内外伤辨·辨外感八风之邪》中曰："或有饮食劳役所伤之重者，三二日间特与外伤者相似。"仅从症状而言，李东垣用了一个"特"字，强调二者特别相似。既然特相似，就难以截然区分。

从发病时间上，外感发热与内伤发热有别。内伤发热可反复发作或十天半月，或一二月发热一次；而外感发热，则感邪即热，无反复发作史。但是正虚之人易于外感，或一二月感冒发热一次，这与气虚的反复发热也难区分。

李东垣描述的气虚发热证象白虎，见"气高而喘，身热而烦，其脉洪大而头痛，或渴而不止，皮肤不任风寒而生寒热"，李东垣所治者为疫病，现在临床像这样典型的少，而以长期反复低热者多。

气虚发热的临床表现，虽与外感发热多有相似之处，但鉴别的关键在脉，脉可数，亦可浮大洪数，但按之无力者，必属正虚。正如李东垣于《内外伤辨·暑伤胃气论》中所云："证象白虎，惟脉不长实为辨耳，误服白虎汤必死。"但是气虚外感发热者，亦可见浮大数虚之脉。所以从临床症状、发热时间及脉象三个方面，都难于将二者截然区分，治法方药上也无根本差异。李东垣所创的补中益气汤，是纯为脾虚而阴火上冲者，并无外邪。方中主要由两部分药物组成，一组是人参、黄芪、白术、甘草，健脾益气；一组是升麻、柴胡，升发脾之清阳，因脾以清阳为健，故用之。一组是当归，以和血，橘皮以防滞。然升麻、柴胡皆辛味升浮之品，既可升发脾之清阳，又兼有疏达外邪之功，纯为脾虚者可用，若气虚兼有外邪者亦可用。若外邪比重多点，则在升麻、柴胡的基础上，量加荆芥、紫苏叶、防风、羌活、生姜一二味即可。通过以上论述，可得出一个结论，就是纯虚的脾虚阴火上冲与虚人外感，在有无外邪的问题上，是难以像《内外伤辨》那样截然区分的。这样，也就扩大了补中益气汤的应用范围，纯虚者可用，正虚外感者亦可用。

关于脉大浮数者，已有气浮于外的表现，要防其脱越，此时再单纯用补中益气汤就非所宜。当在补中益气的基础上加收敛之品，如白芍、五味子、山茱萸等，或加龙骨、牡蛎以潜镇，防止正气之脱越。

三、附医案

【案例1】气虚发热

牛某，女，12岁。

2009年9月22日首诊：患者反复发热史两年余，体温最高时可达39℃，常于劳累时发生。7天前患者因"感冒"再次出现恶寒发热，体温38.4℃，当天热退。一天前，患者又出现恶寒发热，体温38.2℃，伴鼻塞，轻微咽痛，微有汗。面少华，舌可，苔白，脉弦缓无力。

证属：气虚外感。

方宗：补中益气汤加减。

处方：生黄芪12g，党参12g，白术10g，茯苓12g，当归12g，柴胡8g，升麻6g，炙甘草7g，紫苏叶5g，生姜6片，大枣7枚。共服14剂，水煎服。

2009年10月20日二诊：患者服上方后曾热退，去学校上学后再次出现发热，体温38.5℃左右，恶寒不明显，汗少，舌可，面晦，脉弦无力。上方7剂，紫苏叶、生姜另包，感冒时加入。

2009 年 10 月 27 日三诊：患者仍发热，体温 38.5℃，不恶寒，微汗出，活动后汗多，食尚可，二便调，经未行，舌可，苔白，面少华，脉弦数无力。上方加炮附子 12g（先煎），青蒿 15g（后下），一日三服。

2009 年 10 月 31 日四诊：患者体温持续 38.2℃左右，头晕，无恶寒，无恶心，诉活动后微汗，食可，大便正常。脉弦数无力，尺旺。

处方：生黄芪 12g，生晒参 12g，白术 10g，茯苓 15g，当归 10g，柴胡 10g，升麻 6g，炙甘草 7g，青蒿 15g，滑石 12g，黄芩 9g，熟地黄 12g。10 剂，水煎服，一日三服。

2009 年 11 月 7 日五诊：患者昼夜体温在 38℃左右，不恶寒，微汗，不恶心，稍头晕，面㿠，脉弦稍数，尺弦细。上方改柴胡 12g，加紫苏叶 6g，金银花 18g，连翘 15g，10 剂，一日三服。

2009 年 11 月 21 日六诊：患者体温 37.7℃左右，无其他不适，于医院做多项检查均未发现异常。面色㿠白，脉沉弦数减。

处方：柴胡 12g，生黄芪 12g，党参 12g，白术 10g，茯苓 15g，当归 10g，炙甘草 7g，升麻 5g，生姜 5 片，炮姜 5g，炮附子 9g，熟地黄 15g。10 剂，水煎服。

2010 年 1 月 2 日七诊：患者低热，体温在 37℃左右，无不适，脉弦濡滑略数，沉取阳无力，尺弦细，舌微红。上方改柴胡 9g，加龟甲 18g，7 剂。

2010 年 1 月 9 日八诊：近日未再出现发热，无不适，脉弦滑数减，左尺沉取弦细数急。上方 7 剂。

2010 年 1 月 16 日九诊：患者无不适，体温正常，舌根苔稍多，脉弦滑略数稍减，沉取尺略弦细。上方 7 剂。

2010 年 1 月 23 日十诊：患者体温正常，未再出现发热，无何不适，经已行，量少，脉舌同上。依 2009 年 11 月 21 日方，去附子、生姜，加山茱萸 15g，肉桂 5g，龟甲 18g，7 剂，水煎服。

按：此患者首诊时已反复发热两年余，面色少华，脉弦缓无力为阳气不足之象。经云："阳气者，烦劳则张。"阳气本当卫外而为固，阳气虚而不能固于其位，烦劳扰动虚阳，虚阳升腾而为热，这也就是本案每遇烦劳则发热的道理。另外，患者有恶寒、发热、鼻塞、流涕等表证，故考虑为气虚外感，给予补中益气汤加减，甘温益气，祛邪外出。三诊时加附子补火以生土，青蒿清透郁热。四诊时增尺旺，此相火旺之脉，故用补中益气汤合理阴煎加减，甘温除热同时加熟地黄等补阴以制相火。尺脉何以旺？因脾肺气虚，上虚不能制下，因而相火妄动，故用补中益气汤加减甘温益气，补土制火。另外，脾胃为后天之本，脾胃气虚，生化乏源，肾失滋养，亦可致肾阴亏虚、相火妄动，故用熟地黄等滋阴平相火。此方加减治疗一月余，体温正常，并得以保持。

【案例2】气分热郁，肝气虚馁（系膜增生性肾小球肾炎）

付某，女，52岁。

2009年7月30日首诊：自2009年3月始，每日午后低热37.5℃左右，无力，消瘦，体重已减20斤。服抗结核药后食差，足软无力，手足酸痛麻，二便可。于北大一院检查示血沉68mm/h，24小时尿蛋白1.23g，类风湿（－）。肾穿诊为轻度系膜增生性肾小球肾炎。右脉弦数，左脉无力。

证属：肝虚，气分郁热。

法宜：补肝，清透气分郁热。

方宗：补中益气合升降散加减。

处方：柴胡9g，生黄芪12g，党参12g，当归12g，白芍12g，乌梅8g，炮附子12g，僵蚕12g，蝉蜕7g，姜黄9g，川芎4g，生石膏18g，黄芩9g，青蒿18g。5剂，水煎服，一日三服。

2009年8月10日二诊：上方加减，共服14剂，只有一天体温37℃，其他皆低于37℃，食欲好转，体重增加2斤，手足恶触物，艰于行走，疑为末梢神经炎。脉弦缓而减。舌嫩，苔驳。

证属：阳虚血弱，经脉不通。

方宗：当归四逆汤主之。

处方：当归12g，桂枝10g，白芍12g，细辛5g，炙甘草8g，通草6g，生黄芪12g。

2009年10月24日三诊：上方增加蜈蚣5条，共服40剂，一直未热，足麻着减。口周痤疮，便干色暗。脉弦缓滑数。

方宗：阳和汤主之。

处方：麻黄4g，熟地黄12g，鹿角胶15g，肉桂4g，炮姜4g，白芥子9g，肉苁蓉18g，巴戟天12g。7剂，水煎服。

按：脉分左血右气，左肝右肺。本案长期低热，右脉弦数，弦主郁，数主热，乃热郁气分；左脉无力，乃肝虚，故诊为肝虚，气分郁热。气分郁热，以升降散加味清透之；肝虚以党参、黄芪、附子补肝之阳气，以当归、白芍、乌梅补肝之体，以柴胡升发肝之清阳，亦益肝之用。寒热并用，补泻兼施，皆随机而用之。此即以脉定证，法由证出，方依法立，灵活变通。

【案例3】气虚发热

李某，女，44岁。

2008年9月22日首诊：倦怠乏力，劳累则热；身如烙，体温不高，已3、4年。口干有痰，胸闷。脉弦缓而减。舌淡齿痕，苔灰白。

证属：气虚发热。

法宜：益气升阳。

方宗：补中益气汤主之。

处方：生晒参12g，白术10g，生黄芪12g，茯苓15g，柴胡8g，升麻6g，桂枝9g，炙甘草9g，半夏10g。

2009年1月9日二诊：相隔三月余再诊。上方共服21剂，后未再热。近因失眠，每日仅睡3小时，且腰痛、经量多。脉沉无力，舌淡齿痕。

证属：心脾两虚。

方宗：归脾汤主之。

处方：党参12g，茯苓15g，生黄芪12g，白术10g，炙甘草8g，当归12g，远志9g，炒酸枣仁30g，龙眼肉15g，炒杜仲15g，川续断18g。10剂，水煎服。

按：经云："阳气者，烦劳则张。"气虚不固而易浮动，烦劳扰其虚阳，则阳张而热，此即土虚不能制阴火，土厚则阴火自伏。补中益气，健脾升阳，脾运健，阳气充，阴火自息。此即甘温除大热之旨，乃李东垣的一大发明。

【案例4】阳气虚、肾水亏

刘某，男，51岁。

2009年11月30日首诊：患者发热10天，体温37.9℃～39℃，不觉恶寒，咳嗽，后半夜较重，痰鸣，不欲食，恶心，无汗，便可。舌稍暗晦，苔白，脉浮弦数，沉取阳无力，尺弦细数。

证属：阳气虚，肾水亏。

方宗：补中益气汤合理阴煎加减。

处方：熟地黄40g，知母6g，当归12g，生黄芪12g，炮姜7g，生晒参12g，白术12g，升麻6g，柴胡9g。5剂，一日三服。

2009年12月4日二诊：患者白天发热，体温39℃左右，夜间不热，恶寒不著，无汗，仍咳嗽痰多，头晕，近两日加重，恶心，无食欲，每日约能睡三四个小时，脉舌同上。证同上，仍宗前法。

处方：熟地黄40g，山茱萸30g，当归12g，干姜7g，肉桂5g，炙甘草9g，生黄芪12g，红参10g，白术10g，升麻7g，葶苈子12g，泽泻15g。5剂，水煎服，一日三服。

2009年12月8日三诊：患者发热减轻，体温37.4℃，咳嗽加重，咳剧时出汗，痰多，头晕，咳不成寐，便稀日两次。脉浮取弦数，沉取阳无力，促数急，舌晦。上方加茯苓15g，半夏12g，前胡12g，7剂。

2009年12月14日四诊：患者目前体温36.8℃，无力，须搀扶而行，不欲食，咳嗽，痰多，有汗，舌嫩红少苔，润。脉弱无力，左尺弦细数无力，右尺已平。

证属：阳气虚馁，肾水未复。

法宜：益气温阳，佐以益阴。

处方：熟地黄28g，山茱萸12g，当归12g，干姜8g，红参15g，炮附子15g（先煎），炙甘草9g。7剂，水煎服。

2009年12月21日五诊：患者未再出现发热，咳嗽减轻，食增，大小便正常。舌同上，脉阳弱，尺尚细数。证属：阳气虚馁，阴水未复。上方加五味子7g，龟甲25g（先煎），7剂。

2009年12月28日六诊：患者未热，咳轻，痰少，食增，精力增，头晕紧，他尚可。舌嫩绛，苔白少驳，脉阳弦细无力，尺弦细。依2009年12月14日方加炙黄芪12g，茯苓15g，五味子7g。14剂，水煎服，进一步调理而愈。

按：该患者曾因发热两个月而长期大量应用激素，致骨质疏松、鼻梁塌陷而停用。素体质虚弱，有慢性咳嗽、咳痰史数年。此次无明显诱因出现高热、咳嗽等不适，诊其脉，阳无力，阴弦细数。无力为虚，阳脉无力，为阳虚中气不足之象；尺以候肾，弦细数为肾阴不足之征，故考虑患者气虚发热兼肾阴不足。气少阴亏而生内热，故发热；正虚邪陷，故发热久久不愈；肺气不足，宣降失常则咳嗽咳痰；脾气亏虚，运化失常则不欲食，胃失和降则恶心；阴亏无以作汗则无汗。故用补中益气汤合理阴煎加减。甘温补益中气以退虚热，滋肾水以平相火。服药28剂而愈。

【案例5】阴虚外感

刘某，男，38岁。

2011年1月28日首诊：发热微恶寒2日，体温在39℃上下波动，服退热药后缓。周身酸痛，纳果，偶咳痰少。脉浮弦数，沉取寸弱尺躁动。舌红苔白。

证属：肺气虚，水亏相火动。

法宜：温补真阴，益肺气。

方宗：理阴煎加黄芪主之。

处方：熟地黄50g，山茱萸30g，当归12g，肉桂4g，炮姜4g，生黄芪12g。2剂，一日三服。

2011年1月29日二诊：药后汗出，今晨体温37.2℃，未服退热药。未见腹胀。脉浮弦数按之无力，尺躁动已轻。舌偏暗，苔灰厚。

处方：熟地黄30g，山茱萸20g，当归12g，肉桂4g，炮姜4g，生黄芪 12g，党参 12g，白术 10g，茯苓 15g。2 剂，水煎服，一日三服。

2011 年 2 月 19 日三诊：春节假后来诊，上药服后汗出热退。

按：患者年方 38 岁，并非年老久病之人；且寒热仅两日，原非重症，仅寻常感冒发烧而已，何以初诊即取理阴煎，大剂温补真阴，熟地黄竟用 50g，不虑其恋邪滋腻乎？虽非重症，然脉见寸弱而尺躁动。寸弱乃上焦气虚；尺躁动乃肾水亏，相火妄动之象。水既亏，重用熟地黄、山茱萸，补真阴且敛浮火；加炮姜、肉桂者，取阳生阴长之意；寸弱乃脾肺气虚，佐黄芪益脾肺之气。此温补真阴以托散表邪之法，补张仲景之未逮。

避免人云亦云：
关于评价医家学术思想的几个问题

　　研究医学家的学说和学术思想，要求研究者所做的结论必须确切，必须符合实际，能反映其特点。但要做到这一点，是比较困难的。其原因之一，是医家的学说或学术思想是活的，往往随着其学识的增长、思想意识的变化而变化，甚至后半生出现对前半生观点的自我否定或修正，或从激进转向保守，或由比较守旧变为革新。这就要求研究者全面掌握情况，以做出比较客观的分析。其原因之二，是医学家的学说和学术思想，与医家的意识形态、世界观、思想方法等方面密切相关，与时代政治、经济、科学文化的发展状况也多互为关联。对此，必须有相应的分析，判断其间的关系和影响。其原因之三，是我们所研究的医家多已作古，往往只能依靠其著述或后人的研究成果，我们不能仅仅抓住被研究者在某一个问题上的看法，或对一两种疾病的处理特点，就提出其学说和学术思想。为了使研究医家学说和学术思想做到尽可能确切，笔者愿就以下几个问题提出一些看法，与同道们共同研讨和探索。

　　1.研究医家学说和学术思想，必须严肃认真，要从全面系统的调查研究入手，做深入细致的分析。千万不可单凭序跋、小传或二三手资料做结论。

　　以研究张仲景学术思想为例，首先必须全面占有资料，更重要的是第一手资料。为此，要尽可能多地阅读近代、现代学者的研究论文，在此基础上再系统阅读《伤寒论》《金匮要略》，并浏览历代有代表性的注释。一般而言，经过这三个步骤，并经综合分析，就可能得出一个比较可靠的初步看法，但这些只能算作深入研究的良好开端。

其次，要分析张氏所处时代的政治、经济、科学文化、哲学思想的可能影响。

再次，对上述研究形成的观点和初步结论，应再回到张氏原著中予以检验，还可向有关专家请教，哪怕是得到相反的意见，只要言之有理，就应认真对待，避免主观武断。

最后，如果能将自己研究的结论，拿到临床或实验室进行验证，并获得预期的结论，将是更高水平的要求了。如果对张仲景的学说、学术思想在理论上的论述头头是道，而对临床实践却没有什么指导意义，那将是没有多大学术价值的。

2. 对医学家学说和学术思想的研究，不要回避矛盾。在研究过程中，只要结论符合实际，能代表其学术思想核心，即使它不符合潮流，或与多数学者的观点相反，也要敢于提出自己可供借鉴的意见或结论。

以"中西医汇通派"医学家的学说和学术思想为例，近几十年来，由于研究欠深入，对中西医汇通派抱否定看法的学者占相当多数，难道中西医汇通派无可肯定吗？不是。西医传入我国之初，队伍小，缺陷多，对中医影响甚微。其后，西医学术迅速发展，队伍越来越大，影响也渐渐扩大，在中医队伍中越来越多的学者主张中西医汇通，逐渐形成了一支举足轻重的队伍。他们在中西医之间、中医与中医之间的争鸣中，发表了许多颇有见解的意见和主张。作为研究医学发展史或各家学说者，要正确评价，从中吸取经验和教训；绝不可以不加分析研究就予以全盘否定，这样对继承发掘中医学是不会有什么好处的。例如唐容川认为："值古今大变局时""盖西医初出，未尽周详；中医沿讹，率多差谬……但求折中归于一是。"因此，他主张"损益乎古今"，"参酌乎中外"，"要使善无不备，美无不臻"。这样的学说和学术思想并非全无道理的，他在热情赞扬中医的诸多成就的同时，不忽视西医的长处，也不忽视中医的短处，提出中西医汇通融合一处，可使"善无不备，美无不臻"。这些主张和实践，很能代表唐容川和当时一些积极推行中西医汇通医学家的学说和学术思想。但是，有些同志在介绍唐容川的学说和学术思想时，往往有意无意地回避了唐氏学说的核心——中西汇通，使人不得庐山真面目。

研究中西医汇通派的学术思想和渊源关系，对领导和学者来说都是很必要的。新中国成立前对中医全盘否定，是由其历史唯心主义立场观点所决定了的。但在新中国成立以来执行中医政策的实践中，仍然由于认识上的不一致，时时出现偏颇和反复。探求其原因，不能不说与对近百年中西医之间长期的论争缺乏了解有关，与对中西医汇通的历史经验缺乏认识有关。正因为此，才会提出"中西医结合是我国医学发展的唯一途径"等不切实际的方针和口号，碰壁当是很自然的了。"中西医结合是我国医学发展的唯一途径"一文，在写作时曾到中医研究院征求过意见。当时我们曾指出过这一提法的不妥，二稿删去了"唯一"二字，但发表时还是形而上学地公之于世了。如果作者或坚持"唯一"论的人对中西汇通派的历史有所了解，就不会坚持这种十分片面的口号。这篇文章以其"权威性"限制了中医事业的发展，挫伤了中医的积极性。难道在我国现实条件下，医学科学的发展只有中西医结合是唯一正确的道路吗？同样，任何否定中西医结合研究的倾向也是无益的。

3. 研究医家学说和学术思想，要不为前人的结论所惑，避免人云亦云。

以"金元四大家"之一刘完素的学术思想和学说为例，从我学中医到搞医学史研究和教学，在相当长一段时间里，老师、讲义、论文几乎都异口同声认为刘氏主张"六气皆从火化"，"用药悉取寒凉"。但回过头来对一个"皆"、一个"悉"做些分析，很感这个评价有绝对化。我开始查阅资料，调查研究，越来越发现刘氏的学说和学术思想并非前人所做的结论。但为什么会形成这样的观点呢？

《金史》本传对刘完素的学术思想做出"然好用凉剂，以降心火、益肾水为主"的评价。这一结论应当说是比较符合实际的。但是，张景岳对刘氏的学说进行了强烈的批评，说刘氏"不能通察本经（指《内经》）全旨"，"不辨虚实，不察盛衰，悉以实火言病"，"医道之坏，莫此为甚"。

这就几乎全盘否定了刘完素。近代、现代不少医学家和医史学家概括刘氏学说特点，提出"主火热论者""六气皆从火化""用药悉取寒凉"等，实际上是对张景岳偏执观点的继续。我们对学生讲课，称赞刘完素在学术上很有造诣，他的诊断"悉以实火言病"，治疗"用药悉取寒凉"，那么千百年以辨证论治为显著特点的中医学，岂非简陋之极吗？我们教学生学习刘完素在遇到病人均归之为实火，处方用药均以寒凉，岂不是天大的笑话吗？所以我们不可以人云亦云。

我觉得全面对刘氏学术思想做一评价，似应包括以下几个要点。①刘完素的治学态度认真严肃，不为习俗所惑，不怕疑谤，敢于坚持自己的学术见解，以纠正当时医界多赖祖名、倚约旧方、耻问不学、特无更新的风气。②他深知要纠正按证索方、不求医理所造成的流弊，必须从申述《内经》等古典医籍的理论着手不可，但他并非专执旧本，不图更新。③他对杂病的论述和治疗，非但不悉用寒凉，相反，对温热药的应用却有着较大的比重。他在伤寒的论述和治疗上，有颇多创见和发挥，认为伤寒是由秽毒传染，亲属、侍奉之人最易被染的传染病是热证，论述伤寒病机重视火热致病的因素，在伤寒治疗上以用寒凉药为主。他在治疗上创造了不少方剂，由表及里，大有取代张仲景辛温法之趋势，实是温病学派发展的先声。④造成后世对刘氏学术思想片面认识的原因，一是温热派的偏执，一是对其学说、学术思想缺乏全面分析，多人云亦云的关系。

4.研究医家学说和学术思想，予以历史评价，要有褒有贬，一分为二。防止绝对肯定或否定的结论。对医学发展有促进作用的就褒，有阻碍作用的就贬。只有做到这一点，既知其进步性之所在，又注意到消极性之可能危害，才对现代研究有更多借鉴。

以外科医家陈实功、王洪绪为例，对陈实功的学术思想，《中医各家学说》教材做了很好的概括，比较全面。陈实功是我国外科发展史上一个很有代表性的医家，他对外科学的发展起了积极的推动作用。他主张外科学发展不但要以内科学和中医基础理论为基础，而且还要有文学、哲学修养。由于陈氏的努力，使中医外科在当时真正成为一门先进的学科，既有完整的理论，又有丰富的实践经验，而不以一技之长为满足。他还批驳了有偏见的内科医生对外科的轻视，认为治"外"更难于治"内"；他既重视内治，也重视外治，还强调外科手术的重要；他很强调饮食营养在治愈外科疾病上的重要意义，批判了无原则的饮食禁忌，倡导"饮食何须忌口"。

王洪绪则不然，他曾炫耀"余年七十有二，治经四十余年，用药从无一误"，所以称自己的著作为《外科证治全生集》。对此，且不论是否切合实际，我们先看他斥责当时宗于陈实功的外科手术者"尽属刽徒"，"病人何能堪此极刑"。其实陈氏的手术只是一些脓肿切开引流、良性肿瘤摘除、鼻息肉套出术、骨折脱臼手法整复等。王氏如此抨击很难说是正确的，倒反映出王氏外科学术思想的片面性。当然，王氏在当时的历史条件下反对手术，也不都是错误的，例如他在谈到痰核、鼠疮等结核症禁用刀针就是有道理的。其创用的阳和汤等一直为外科家所称赞。但对一般化脓性感染，必须待其自溃则显然是错误的，在其学术思想上不能不说是保守的。从事外科临床的医家都有体会，深部脓肿待其自溃，将给病人带来多大的痛苦。虽然如此，我们绝不能否认王氏"以消为贵，以托为畏"的思想，在发展保守治疗上有着明显的贡献。

《中医各家学说》教材在介绍王洪绪时，就不能回避王洪绪对陈实功的抨击。若能相比较而言之，就能使同志们了解陈氏学术思想上的成熟和王氏的偏执，从而得到较全面的认识。半个多世纪前，马培之评王氏学说时指出："刀针有当用，有不当用，有不能不用之别，如谓一概禁之，非正治也。……王氏全生集一书，近时业疡医者，奉为枕秘，设遇证即录方照服，既不凭脉，也不辨证，贻误匪浅。"这一评价倒是比较中肯的，我们的教材对王氏学术思想的评价还不如马氏的评价确切。

5.研究医学家学说和学术思想，要抓住主流。

医学家的学术见解、经验和论述，多是各式各样间杂并列的，由于历史条件的局限，很少有本人对自己的学说予以明确地、系统地论述，这就要求我们通过深入钻研，调查研究，分析综合，从大量错综复杂的资料中，理出一个切合实际的头绪。例如伟大医学家孙思邈，学问渊博，著作巨大，思想庞杂。他既活动于民间，又往来于豪门贵族；既多次拒绝当官，又每每活动于官场；既相信轮回报应，反对杀生，又提倡用动物脏器入药治病；既讲求养生服食以求延年，又反对服石成仙。他儒、道、佛，唯物、唯心，辩证、形而上学等兼于一身，在他的著作中更是明显地反映出来。如何正确评价孙氏的学说、学术思想，确是比较困难的。

《中医各家学说》教材，从治学方法、工作态度、提倡饮食疗法、强调综合治疗和方剂上的一些成就来论述是很重要的，但却是很不够的。我在研究孙思邈及其著作时，有一个深刻的印象，他对《内经》《伤寒论》是重视的，但不拘泥也不被束缚。他的著作很重视一个一个疾病的研究总结。正因为如此，他对疾病的认识大大提高了一步。例如他对传染病、寄生虫病、营养缺乏病、地方病、过敏性疾病等的认识，都明显地超过了他的前辈。孙氏编写《千金要方》时，没有能系统看到《伤寒论》，曾十分遗憾地指出："江南诸师秘仲景书不传。"但在编写《千金翼方》时，他得到了《伤寒论》，却并不照搬，也不为其六经辨证思想所束缚。相反，他综合分析，按自己的思路，以病证、方类为纲加以论述。这充分说明他崇敬张仲景而又不拘于张仲景学术的思想特点。

与逐病研究相辅相成的是，孙氏呼吁医界重视妇、儿等分科，宣传无小不能成大，妇人病多于男子。他既有言，更有行，妇幼保健被特殊重视和发展，不能不是孙氏学术思想的又一特点。

孙氏在养生和防治老年病方面，颇多卓见。他能活到百零一岁，不能不与此有着密切的关系。他既强调静功，又很重视动功；既十分强调药物治疗，又非常重视饮食治疗；既强调沐浴等个人卫生，也很注重环境的清洁幽美和安静。他在正确估计人的寿限、把养生与防治老年病结合起来等方面的思想和实践，更是我国养生保健学史上的第一人。这些指导思想对我们研究其学说和学术思想也应该是十分重要的。

6. 研究医学家的学说和学术思想，要探讨医学发展的历史经验和规律性问题。

王清任著《医林改错》，对此历来是有争论的，今后还会有争论。但全面评价王氏学说就不可忽视解剖。王氏总结了一句至理名言，"著书不明脏腑，岂不是痴人说梦；治病不明脏腑，何异于盲人夜行"。他对医家必须掌握人体解剖知识给了肯定的回答，可谓王氏学说的代表性结晶之一。王清任的实践活动，在解剖学方面取得了卓越的贡献。研究王氏学说和学术思想，明确其主流是论述气血还是论述解剖，它能为我们提供什么历史经验，是十分重要的。如果认为解剖学越发展，越能促进医学进步是个历史经验的话，对王氏就可得出一致的评价。但是有人提出："肯定了王清任对解剖学的贡献，给予高度评价，就是对中医学理论，特别是对经典著作的抛弃和轻视。"这是多么奇怪的逻辑。王氏在气血和活血化瘀方面的杰出成就，不正是研究人体解剖得到的启示吗？怎么能说肯定了王清任对解剖学的贡献，就是对中医学理论的抛弃和否定呢？

虽然王清任在其著作中批评了《内经》，但也不能就此认为他"从而使藏象学脱离了人体生理和临床实践"，"王氏抱着个人的偏见，自以为是，竟然无视中医原有的理论，对《内经》《伤寒论》力加贬斥"。这种观点用之评价医家学术思想，无论是对待今人或古人都是很不恰当的。正确评价王氏的学说和学术思想，不但要充分分析、研究其气血和活血化瘀上的学术思想和成就，而且必须同样或更重视他在人体解剖学上的学术思想和成就。不可否认，解剖学的发展对中医理论的某些方面会有冲击，但这种冲击如同在西方促进现代医学的作用一样，在中国将同样促进中医的进步。如果人体解剖学的"改错"，只允许说明《内经》正确，那就不要发展进步了，更无需提"中医现代化"的口号了，因为"现代化"本身就意味着对本来不现代化部分的否定。所以研究医学家的学说和学术思想，是要探讨一些历史经验或医学发展的规律性问题。

金元四大家之一的张子和认为，自巢氏《诸病源候论》起，对疾病的门类分得过于详细复杂，反而不易掌握，因而主张采用刘完素的风、寒、暑、湿、燥、火六气分类，再加上内、外伤，内、外积，共为十类，更简要全面。这可谓张氏的学说，或其学术思想的组成部分。对这样的学说，盲目推崇就很难对医学发展以有利的影响。一个一个疾病的研究，其优越性是十分明显的。晋唐医家葛洪、巢元方、孙思邈等，对一个一个病的研究取得了显著的成绩，扩大了人们对许多疾病的认识，加速了临床医学的发展，提高了战胜疾病的技术水平。人类现在能在全世界消灭天花，谁也不能否认我国医家发明的人痘接种术的历史作用，而这一发明使我们自然而然地想到葛洪在对天花的正确描述和认识上做出的杰出贡献。如果只是沿用六气分类论述治疗，不对"天行发斑疮""痘疮""天花"做单一而系统地总结研究，就不可能有人痘接种的发明。人痘接种是近代免疫学的先驱，牛痘是人痘接种法传入英国并广泛应用近百年时发明的。如果上述分析是有道理的，那么张子和对巢元方的批评，提倡笼统归类探索疾病，对我国医学的发展起妨碍束缚作用大，而促进作用小。正确分析上述不同学术思想和观点，就可以从中总结出历史经验和医学发展的客观规律。

7. 研究医学家学说和学术思想的目的，重在为现代中医的临床、科研提供思想和理论武器，为现代中医的发展提高提供借鉴，不是也不应该为门户或为宗派服务，更不应该哗众取宠、故弄玄虚。因此，做结论、提看法，要力求客观、实事求是、符合史实，切忌偏执片面、为我所用。愿与同道共勉。

探索医学家学说和学术思想的目的之二，是要为中医的迅速发展提供前景、途径和方法，以及历史经验和教训。我国存在着中医和西医两种医学，如何实现中医现代化？采取什么途径和方法？深入研究中医各家学说，对总结历史上富有成效的发展经验或许是很有助益的。希望大家明确这个目的，多做一些对未来的探索，这对领导制定方针政策和科学管理也必将是很有意义的。

中医发展的途径总应该是越宽广越好，方法总应该是越多越好。

我的学医体悟：
杂谈中医学术流派的传承与博采

中国中医科学院　余瀛鳌

一、学术流派中的"主心骨"——"四大家"

医学水平的不断发展提高，学术流派所起的作用至为关键，前贤对此多有评价、分析。我比较同意在历代名医中，最有代表性和影响力的是东汉时期的张仲景，金元时期的刘完素、李东垣和朱丹溪的"四大家"学说。此说初见于明代王纶所撰的《明医杂著》（1502 年刊行），他说，在诊疗生涯中，"外感法仲景，内伤法东垣，热病用河间，杂病用丹溪"。虽然中医临床各科都有代表性的名医、名著，但专科医家的临证学术亦须宗法此"四大家"，特别是张仲景的《伤寒杂病论》，已被公认为各科临床的学验基础。

在"四大家"中，医圣张仲景阐介诸多疾患，其中涉及多种病症的"因、证、脉、治"，既有学术规范性，又有卓越的临床疗效。他所创导的辨证论治，涵盖了辨证中的"八纲"和论治中的"八法"。书中并有"辨病论治"和"治未病"的多种疗法，为后世提供了丰富的治疗手段，反映了我国早期临床医学的高水平。作为金代的医学宗师，被后世称为"寒凉派"的刘河间认为，多种病症因火热而发，"六气皆从火化"是其主导学术观点。刘河间对火热病机的阐发，实为明末迄清代中叶形成温病学派的渊薮。李东垣以"补土派"著称于世，他诊治病症，十分重视并力倡"人以胃气为本"的脾胃学说，其中温补脾胃的治法运用最多。他对脾胃病症从学术理论到临床诊疗均有突破、变异和创造。他立方遣药的思路以及创制的新方，对后世有深广的影响。作为"养阴派"的代表，朱丹溪认为人体"阳常有余，阴常不足"，擅用滋阴降火法。须予说明的是，我们博览朱氏名著中，也可以看到他博采张仲景、刘河间、张元素、张从正、李东垣等名家的精论效方。须予着重提出的是，他在诊疗中强调"临机应变"（见《局方发挥》），这给后世学者诸多启迪。这四位宗师的学术经验，我们又须根据诊疗患者的具体病情，有选择性地应用。

为什么在学术流派中要强调这"四大家"？因为在历代学术流派中，他们是"主心骨"。早在明、清时期，即有诸多医家予以介绍。如明代梁学孟所撰《痰火颛门》认为："医之可法者，自轩岐而下，张仲景、李东垣、刘河间、朱丹溪之外，代不乏人。"又如清代王翰所撰的《万全备急方》提出，在历代医家的诊病和立方遣药中，能"神而明之者，则长沙、河间、东垣、丹溪诸大家……"。在临床医师中，清代最具代表性的名家叶天士借鉴最多的学术流派也是"四大家"的学说，当然他也吸取"四大家"之外、历史上诸多名家的学术经验，也有若干他个人在诊疗过程中的创意性经验。

二、学术流派的传承与博采

当前的中医界，十分重视中、青年医生向老中医名家学习，其重点在于学术经验的传承。当然，理想的结果是真正将老师的学术经验学到手，并有所创新。我作为"全国中医药传承博士后合作导师"之一，应该承担这方面的任务，还应向先辈、名家学习传承方面的经验。回忆我在青年时代，受过很多名师的教导，但对我影响最大的主要有两位：一位是先父余无言先生，他主要是"经方派"的名家，著有《伤寒论新义》《金匮要略新义》等七种著作。在我念高中时，暑假期间，有时也坐在师兄旁帮助抄方；后来在1955年，我参加了首届全国性的"西学中研究班"脱产学习中医，先父也曾为我们讲过课，但在1963年先父因脑溢血病故，所以总得来说，获得的真传不多。另一位是业师秦伯未先生（我是1956年拜先生为师的），在学术、诊疗方面，他对我的影响较多。我随秦老出过门诊，也曾随他多次出诊。但当时我已是中医研究院的职工，故向秦老临证学习也受到一些限制。1960年卫生部和中医研究院派了一支医疗队去内蒙古包头市包钢职工医院从事医疗，那时正值"三年困难时期"，我所诊疗的门诊患者中，约有30%是病毒性传染性肝炎（乙型居多）。然而我在1960年前随秦老诊病，其中以心脑血管病、肾病、血液病居多，肝病并不多。根据所见传染性肝炎的主要症候，我时常选用柴胡疏肝散（柴胡、陈皮、川芎、制香附、杭芍、枳壳、炙甘草）加减，往往是有效、有不效，我感到疗效不够满意。后来我向秦老请教治法，秦老回信称：近年来北京肝炎患者也明显增多，而多数患者具有肝肾阴虚的症候，属于"肝燥胁痛"者占较大比例。他让我试用《续名医类案》作者魏之琇的"一贯煎"（北沙参、麦冬、生地黄、当归、川楝子、枸杞）方加减，嗣后，根据秦老的意见，我在原有的基础上调整方治，取得了比较明显的疗效。凡此均属于学术经验的传承，在以后的数十年中，我治疗肝病又有了新的变化，那就是经常加入"三鸡"（鸡内金、鸡血藤、鸡骨草），比较有利于促进消化、增强免疫力和改善肝功能。这属于是在师承基础上有所变化的治法举例，目的是想进一步提高疗效。

所以说，学习老师的学术经验，也应根据患者实际病情予以加减变化。我曾在《中国中医药报》（2011年7月25日）发表了一篇文章——"对学术流派要'学而不泥'"，这是我对学习流派总的看法。这个看法也是受父、师的影响，因为先父余无言、先师秦伯未，都教导我在诊疗方面，要重视张仲景医圣所十分强调的"勤求古训，博采众方"。学习任何学术流派，我们既要学习它的学验要领，又须参阅多种医籍文献和相关医家的经验，斟酌出较为理想的治法、方药。

以上只是我在临床过程中，对某些病症师传医术方面的实际体会。再有近三十年来，全国各地兴起对地域医学（如新安医学、吴中医学、孟河医学、钱塘医学、龙江医学、龙砂医学、海派医学、燕京医学、冀中医学等）的研究。我认为，作为一个地域的医学，它实际上拥有不同学术流派的医家，这是需要我们加以鉴识的。

　　总之，学习流派的学验特色，更多的是体现于医家的诊疗思路和方治特色等方面。医家通过贴切的师授（包括父传子等）传承影响到后世，往往又能变化、发展和创新，使治法的内涵不断地丰富，影响并指导后世的广大中医从业人员，这也说明学习学术流派的重要性和必要性。

"阴火"争议讼纷纭，临床视角详辨析

——略论李杲甘温除热理论中的阴火

北京中医药大学　鲁兆麟

李杲学医于易州张元素，是易水学派一大医家，为中医学的脾胃学说做出了贡献。他所创的补中益气汤、清暑益气汤、升阳益胃汤等名方，一直被后世所习用。其甘温除热的治疗方法，为内伤热病的治疗开拓了新的思路。

然而，在有关甘温除热理论的论述中，李东垣提出了"阴火"的概念，由于论述简洁，引起后世医家的探讨，各抒己见，未能统一。个人亦谈谈一得之见，不当之处，敬希指正。

一、李东垣"阴火"之论述

李氏论"阴火"，有归于下焦肝肾者，如云："或因劳役动作，肾间阴火沸腾，事闲之际，或于阴凉处解脱衣裳，更有新沐浴，于背阴处坐卧，其阴火下行，还归肾间""肾间受脾胃下流之湿气，闭塞其下，致阴火上冲，作蒸蒸而燥热。""肾为阴火""肝经阴火上溢"等，可为明证。

但李东垣又不认为阴火之部位仅在肝肾，其与心又有密切关系，如其在《脾胃论》中说："凡怒忿悲思恐惧，皆损元气，夫阴火之炽盛，由心生凝滞，七情不安故也。心脉者，神之舍，心君不宁，化而为火，火者七神之贼也，故曰阴火太盛。"

李东垣在《脾胃论》论阴火中有这样的提法，云："脾胃衰，元气不足,而心火独盛。心火者,阴火也,起于下焦,其系系于心,心不主令,相火代之。相火下焦包络之火,元气之贼也。火与元气不两立,一胜则一负。脾胃气虚,下流于肾,阴火得以乘其土位。"

其治疗阴火之病,除甘温益气之外,又时用泻火之品,但亦不离心肾。其在调中益气汤加减法中云:"如时显热燥,是下元阴火蒸蒸而发也,加生地黄二分,黄柏三分。"在《脾胃论》中还谈到"降其阴火,黄柏、黄连之类是也"。《内外伤辨惑论》论补中益气汤时也云:"心火乘脾,须炙甘草之甘以泻火热,而补脾胃中元气。"

另有一些论述,李东垣未言阴火之部位所在。如《内外伤辨惑论》中说:"惟阴火独旺,上乘阳分,故荣卫失守,诸病生焉。"《脾胃论》中也有"脾胃虚则火邪乘之而生大热"等。

综上可知,李东垣之"阴火"非一简单概念,它包括心肝肾诸脏内生火热,火在阴分,虚实难分,治疗可补可泻,因而引起后人争议。

二、对"阴火"的争议

对"阴火"的争议,大略有如下观点,现简略介绍,略加评价。

有人认为,"阴火"之名来源于临床,因这种热只能用甘温之药才可治疗,不同于一般阳热,也不同于阴虚的内热及阳虚的假热,更不同于气机失调的郁火,故名之曰"阴火"。其将"阴火"之病机区别于其他内伤火热,言之成理,但对病机的认识未能深入。

亦有人认为,"阴火"之阴乃指下焦肝肾阴分,火是肝肾内藏之相火,故阴火即是指下焦肝肾阴分之相火。此说与李东垣立论有一致之处,但李东垣又云"心火者,阴火也",且用黄连等泻阴火,这一看法则不好解释,是其不足。

另有人认为,病是由情志过极,滋助心火,致使脾胃气虚与心火内炽相互作用而使火乘土位。因为脾胃气虚是主要的病理方面,而心火内炽是次要的病理方面,故治疗宜甘温补益中气,解决了火乘土位的主要矛盾,则次要矛盾也就不解而自解了。其提出了心火,但忽略了肝肾之阴火,恐也不能代表李东垣"阴火"的全部含义。

还有人认为，甘温所除之热，是阳损及阴、阴虚而致的发热。但李东垣治疗时用甘温之品而不怕燥伤阴液之弊，且加减治疗用药不顾及阴津，反而时加散火泻火之品，则该看法亦难自圆。

另一种看法认为，"阴火"是脾气下流，蕴为湿热，而致阴火上冲。这是由于饮食劳倦，内伤脾胃，导致谷气下流而蕴为湿热，此时非独少阴肾水受困，亦必促使少阴的"阴火上冲"。其说强调了脾气下流的病机，但忽略了"心火者，阴火也"的一面。同时，若仅归结于下焦湿热，但确很少选用清热利湿之品，反以甘温为主，佐以泻火散火，与常理不通。再者，李东垣一再强调"火与元气不两立"，重视气火失调的病机，亦很难用下焦湿热以说明。故其说亦难令人满意。

还有人认为，此"阴火上冲"之热系血虚发热者，甘温之剂能生阳气，气旺则血盛，血盛则心火自潜而热退。这一认识虽可释心火，但对肾中阴火则又不好说明。且李东垣治疗此发热并不在益气养血而在升阳泻火，治疗上亦难合拍。

更有从邪正虚实方面阐发者，认为"阴火"是"内外正邪相搏的结果"。李东垣用苦寒、辛凉之品所泻的阴火，不能够说是一种虚热，这种阴火也不能说是一种阴虚发热，而是一种"'阳道实，阴道虚'互相结合的结果，也是一种内伤与外感相互影响的结果"。这种强调阴火包括正邪与虚实两方面的论述，与李东垣一再强调的"内外伤辨惑"已有不符之处，更何况甘温益气升阳之法绝不能说成是祛邪之剂。因此，此说虽欲从广泛角度阐发其病机，但有不深入客观之嫌。

最近，又有人提出"阴火"之特性有两方面，即脾胃气虚与内脏偏亢之火。故凡一切既有气虚表现，又有内脏偏亢之火表现的种种虚火，皆属于"阴火"范围。有的人认为，饮食劳倦，内伤脾胃，脾胃气弱，不能运化水谷，饮食不化精微，反生湿浊，因气虚下陷，湿流下焦，阴被其湿，下焦之气不化，郁而生热，便成"阴火"。强调了湿郁生热的病机。

总之，看法不一，众说纷纭，各抒己见，未成定论。

三、我对阴火的认识

1. 李东垣阴火乃君相之火

李东垣对"阴火"未下一确切定义，这说明"阴火"的概念，绝非简洁数语可以表明的。但从其论述中可以体会到，其阴火既包括心火，又包括肝肾之火。同时，上焦心火与下焦肝肾之火又是紧密联系的。正如其所说："心火者，阴火也，起于下焦，其系系于心，心不主令，相火代之，相火下焦包络之火，元气之贼也。"而这种阴火又与元气的盛衰密切相关。"火与元气不两立，一胜则一负。"元气愈虚，此火愈炽；元气充盛，阴火自潜。

这里，有必要对君火与相火加以阐发，《内经》中的君火与相火，旨在阐发运气。《素问·天元纪大论》有云："君火以明，相火以位。"

其本义是言六气中火有二，故分君相。后世因心主火，而为君主之官，故君火则指心火；下焦肝肾中之阳气，在人体中有重要作用，故称之为相火。正如张介宾所云："是以君火居上，为日之明，以昭天道，故于人也属心，而神明出焉；相火居下，为源泉之温，以生养万物，故于人也属肾，而元阳蓄焉。"于是君火与相火的含义为之一变。但二者之间有着非常密切的关系，心火受下焦相火的不断补充而赖以明，相火又依赖心神的作用而禀位于下，正因如此，才各自发挥其正常作用，以维持人体的正常生理活动。它们的相互维系关系又与包络有密切关系。《素问·评热病论》云："胞脉者，属心而络于胞中，今气上迫肺，心气不得下通，故月事不来也。"《奇病论》亦云："胞络者，系于肾。"对于胞络的认识，说法有二，一为胞宫，一则认为是心包，李东垣宗后者之看法，正如其在《兰室秘藏·经漏不止有三论》的升阳除湿条下云："心主血，血主脉，二者受邪，病皆在脉，脉者血之府也，脉者人之神也，心不主令，胞络代之，故曰心之脉主属心系，心系者，包络命门之脉也，主月事。"从这段文字可以看出，李东垣认为包络即心包，其功用可以代心受邪，"心不主令，包络代之"之谓也。同时，包络又主月事，其与命门均属心系。故程知

《医经理解》曾云："东垣亦云：'包络一名命门'。故心主也，包络也，命门也，一言而三名也。"姑且不言三者是否为一，但从以上可以看出，李东垣之包络属心系，而通于下焦肾命，主司相火，是无疑义的。正由于心君之火与下焦肝肾之相火有包络以通，故下焦相火动则影响心火，心火亢奋亦可影响下焦相火。所以，李东垣论内伤火热之病，或云"心火者，阴火也"，或云"肾间阴火沸腾"。从表面看来，部位一上一下，一属心一属肾，实则是内伤而致君相火盛，二者又密切相关，相互影响，故均称之为"阴火"。

2. 阴火产生在于气火失调

李东垣认为，"饮食失节，寒温不适，则脾胃乃伤，喜怒忧恐，劳役过度，而损耗元气"，由于"元气不足，而心火独盛"，产生"阴火"。但"心不主令，下焦相火则代之"，即是说，下焦相火则代心火以动。至于为什么脾胃气虚，下焦之火得以妄动呢？李东垣进一步指出："脾胃气虚，则下流肾肝，阴火得以乘其土位""乃肾间受脾胃下流之湿气，闭塞其下，致阴火上冲。"这里，李东垣仅指出是脾胃之湿闭塞其下，并未说是蕴为湿热，故不能当下焦湿热来理解。至于为什么湿闭塞其下，反而阴火上冲，又与下焦肾中相火特性有关，由于李东垣未能详细阐发，才引起后世争议。盖肾中相火，即水中之火，其真火寓于真水之中，不同于一般阳热可以湿伏水灭，而是得湿而热，遇水而燔。正如赵献可在《医贯·相火龙雷论》所说："火有人火，有相火。人火者，所谓燎原之火也，遇草而热，得木而燔，可以湿伏，可以水灭，可以直折，黄连之属可以制之。相火者，龙火也，雷火也，得湿则炳，遇水则燔，不知其性，而以水折之，以湿攻之，适足以光焰烛天，物穷方止矣""相火者，寄于肝肾之间，此乃水中之火，龙雷之火也，若用黄柏苦寒之药，又是水灭湿伏，龙雷之火愈发矣。"既然肾中相火有如此特性，因此，脾胃气虚，水湿不运，所谓"谷气下流"，即水湿下流，闭塞下焦相火，相火因之而动，导致阴火上冲。因为此时脾胃虚弱，阴火能乘其土位，显热之象故见。对于这种病机所见的热证，治疗只宜甘温补中益气，中气充足，得以健运，水湿得以下流，阴火必然自潜。同时，脾胃之气充盛，阴火也不会再乘土位，这就是"火与元气不两立，一胜则一负"的原因。阴火包括肝肾下焦的相火，故而调中益气汤的加减法中，见有下元阴火者，加生地黄、黄柏以泻相火，是为明证。

然而，阴火之产生，又非仅此一途。李东垣还提出"心火者，阴火也"。而心火之产生又可以是七情不安、心生凝滞所致，由于心君不宁，化而为火。而这种阴火产生后，亦损伤元气，即"壮火食气""壮火散气"。这样，一方面可形成阴火内盛，另一方面元气受损。而"元气、谷气、营气、卫气、生发诸阳之气，此数者，皆饮食入胃上行，胃气之异名，其实一也"。故元气亏损，即是脾胃气虚。所以，亦可一方面见脾胃气虚之象，同时又有显热外见。

总之，这两种情况，前者是因虚而致实，后者是因实而致虚。在李东垣看来，阴火即人体中失常之火，其与人体正气的关系，一胜则一负，内生阴火会导致元气虚衰，而元气虚衰又是阴火产生之因。正如其所云："火与气势不两立，故《内经》曰：'壮火食气，气食少火，少火生气，壮火散气。'"这里，李东垣认为，"阴火"有伤人正气的作用，故具有实火的特点，但由于人体元气之虚衰又可使阴火内动，故与阴虚、血虚等产生的虚火，从病因学角度来看，又有一致之处，均是因虚而致。但其病机又与一般之实火、虚火不同，故另立"阴火"一名，以示区别。

李东垣认为人以元气为本，而脾胃又是元气之本，因此，治疗上主张培补元气、补益脾胃、甘温益气。这样，一方面元气充足使阴火得以自潜，另一方面又可防止壮火食气之弊。所以，李东垣治疗"阴火"为病，强调甘温补土以治本。但因为李东垣又时时顾虑元气被耗伤，在阴火炽盛之际，亦配合泻火之品以治其标，如黄连、黄柏等品，这是暂为变通之法，也是为了保护元气，这就形成了李东垣升阳泻火的治疗法则。

李东垣论阴火还涉及荣血亏虚的病理变化，如其在《脾胃论·长夏湿热胃困尤甚用清暑益气汤论》的清暑益气汤条下云："脾胃气虚，不能升浮，为阴火伤其生发之气，荣血大亏，荣血伏于地中，阴火炽盛，日渐煎熬，血气亏少，且心包与心主血，血减则心无所养，致使心乱而烦，病名曰悗，悗者心惑而烦闷不安也，是清气不升，浊气不降，清浊相干，乱于胸中，使周身气血逆行而乱。《内经》云：从下上者，引而去之。故当加辛温甘温之剂生阳，阳生则阴长。"这里所说的阴火可耗伤阴血，并非阴血是荣血不足所致。李东垣对已亏的阴血强调甘温补阳气为主，这是因为阴火的产生还在于脾胃气虚，甘温除热以治其本，同时甘温补阳又有长阴血之功。但这种治法并不等同于阴虚或血虚产生的虚火的治法，绝不能等同起来。

总结李东垣对"阴火"病机的阐发，可以看出李东垣所论"甘温除热"之热，既不同于一般内伤实火，又不同于阴虚血虚的虚热，而是由于气火关系失调所致。不论是元气不足而相火妄动，或是心火独旺而耗伤元气，总以气火失调是大关钥。由于其不同于伤阴耗血之阳火，故称之为"阴火"。这是李杲通过多年临床实践提出来的认识，补充了中医学的病机理论，丰富了临床治疗治则，值得好好研究。

莫仅以活血化瘀论清任

河北医科大学第四医院（河北省肿瘤医院） 刘亚娴

对于活血化瘀法，可以说王清任做了具有开拓性的一些探索，这已是中医界的共识，但不宜仅仅认为他是活血化瘀的高手，或仅从活血化瘀来研究他的学术思想。其实，王清任不仅是运用活血化瘀的高手，亦是运用黄芪，特别是重用黄芪的高手。《医林改错》中，除医界熟知的补阳还五汤外，尚有数个应用黄芪、重用黄芪的方剂，有些已脱出活血化瘀的框架。如黄芪甘草汤（黄芪四两，甘草八钱）用于治"老年人溺尿玉茎痛如刀割，不论年月深久，立效"；黄芪防风汤（生黄芪四两、防风一钱）治脱肛；古开骨散加四两生黄芪治难产；以之补气而升（治脱肛）降（治难产）气机，用治"瘫腿"之黄芪赤风汤，用于"或因病虚弱，服之皆效"，并指出"此方治诸病皆效者，能使周身之气通而不滞，血活而不瘀，气通血活何患疾病不除"。其他配伍应用黄芪的方剂可息风（黄芪桃红汤治产后抽风，黄芪八两、桃仁三钱、红花二钱及足卫和荣汤治痘后抽风），可止泻（止泻调中汤），可化滞（保元化滞汤），可助阳（助阳止痒汤），可愈疮（足卫和荣汤）……用黄芪可谓广矣。对这些方剂亦应进行一些应用的研究。

笔者曾应用黄芪甘草汤于临床，初有心得，兹举医案（慢性肾炎大量蛋白尿例）以析之。

呼某，男，河北省某单位退休职工。

2013 年 7 月 7 日初诊：主诉半月前体检发现尿蛋白并潜血阳性。

现病史：患者半月前体检时发现尿蛋白及潜血阳性，后多次复查，尿蛋白持续在（++ ~ +++）、潜血（+ ~ +++）。

既往史：2004 年 4 月 14 日因头晕仆倒查血压 130/70mmHg，脑 CT 提示脑梗死，经治疗好转，2004 年 11 月 9 日因耳聋检查左耳愈合性穿孔，右耳可疑穿孔。

证候：患者除有耳聋外，现自觉无明显不适，诊脉缓，察舌红苔白。

辅助检查：尿常规示蛋白（++）、潜血（++）。

辨证分析：患者年事已高，虽无明显不适，然《内经》曰："丈夫……八八，天癸竭，精少，肾藏衰……肾气不摄。"故尿蛋白持续阳性，尿潜血阳性，而无尿痛非淋证，亦肾气不摄使然。

治则：益肾涩精。

处方：金匮肾气丸加味。

熟地黄 25g，山茱萸 10g，山药 30g，茯苓 30g，牡丹皮 10g，泽泻 10g，肉桂 6g，炮附子 6g，白芍 10g，芡实 15g。水煎服，每日 1 剂，分 2 次服，每周服 6 剂。

方以肾气丸方药温肾助阳，加芡实脾肾双调以利固摄，加白芍与附子相配以敛阴合阳。

2013 年 8 月 20 日二诊：服药以来病情无变化。

现证候：下肢稍有浮肿，脉缓，舌红苔白，尿蛋白（+++），潜血（+++）。

辨证分析：治以益肾涩精未见明显效果，拟重用益气摄精法治之。

处方：黄芪甘草汤加味。

生黄芪 120g，生甘草 24g，冬瓜皮 30g，山茱萸 15g，山药 30g，知母 10g，旱莲草 15g。水煎服，每日 1 剂，分 2 次服，每周服 6 剂。

方以黄芪甘草汤为主，重用黄芪以益气摄精，柯琴曾曰："命门之火乃水中之阳，夫水体本静而川流不息者，气之功，火之用也……"笔者认为，柯氏所言"气之功"之"气"可扩展认识，即不单指肾气，故此处用黄芪既益气以摄精，又可助"水体"之川流不息。合山茱萸、山药固肾以涩精。用知母者，一者依张锡纯之用以佐黄芪，再者患者下肢轻度浮肿，不宜过于通利，故以知母与冬瓜皮相合以下水气。《本经疏证》曾言："知母能益阴清热止渴，人所共知，其能下水，则以古人用者甚罕，后学多不明其故。"方中佐旱莲草，意在益肾止血（患者尿常规检查潜血阳性）。

2013年9月24日三诊：服药病情无明显变化。

现证候：仍稍有下肢浮肿，诊脉缓，察舌红苔白，尿常规示蛋白（+++）、潜血（++）。

辨证分析：初诊重在益肾涩精，复诊重在益气摄精，然尿蛋白及潜血依然，故合二法以施治。

处方：熟地黄40g，山茱萸15g，山药30g，茯苓30g，牡丹皮10g，泽泻10g，肉桂6g，炮附子6g，冬瓜皮30g，生黄芪120g，生甘草24g，砂仁6g，桑白皮10g。水煎服，每日1剂，分2次服，每周服6剂。

方以金匮肾气丸合黄芪甘草汤方补肾涩精与益气摄精合而用之，砂仁与熟地黄并用，一者助脾肾之阳气，再者以制熟地黄之腻滞，佐以冬瓜皮、桑白皮以行水气，去二诊时之知母，旱莲草使处方更贴近温摄。

2013年11月4日四诊：服药后下肢浮肿减轻，查尿常规示蛋白（+），潜血（+），治疗取得了较为明显的疗效，复诊后仍施以原法。

其后因出现身痒皮肤起斑丘疹，而以清热祛湿、凉血疏风之自拟荆防汤治之，2014年1月20日后多次复查尿常规，仅偶有蛋白（+）、潜血（+）。2014年3月3日后连续多次尿常规检查无异常，亦无明显自觉症状。至2014年9月初病情稳定（每月2~3次尿常规复查均未见蛋白及潜血）。从该例的治疗看，黄芪甘草汤的应用，可以说起到了明显作用。

为什么在该例治疗中选用黄芪甘草汤？《医林改错》之黄芪甘草汤用于"治老年人溺尿玉茎痛如刀割，不论年月深久，立效"，从该方之"老年人""溺尿""玉茎痛如刀割"三点引发思考：①老年人多有"肾藏衰"；②"溺尿"病位在肾（与膀胱）；③"痛如刀割"则提示"瘀滞不通"，诸点皆与该例（及某些慢性肾炎）的病机有相吻之处。

黄芪甘草汤药仅两味且用量皆大，通过本例的治疗又促使我们对黄芪和甘草的作用有了较为全面的认识。以黄芪而言，由王清任之用黄芪联想古医籍亦有颇多可借鉴之处，如《太平惠民和剂局方》（以下简称《局方》）之黄芪六一汤（黄芪、甘草用量6：1）治诸虚不足；《永类钤方》以黄芪、人参配大萝卜，蜜盐汤服治尿血沙淋痛不可忍；《经验良方》黄芪散（黄芪、茯苓）治白浊；《小儿卫生总微论方》治小儿小便不通（黄芪一味），其用皆可与黄芪甘草汤互参。

黄芪在外科中的应用亦颇广，其中亦多有值得思考之处。如《局方》神效托里散（由忍冬草、黄芪、当归、甘草组成）治痈疽发背、肠痈、奶痈之各肿毒焮作疼痛，憎寒壮热，类若伤寒，不问老幼虚人，未成脓者内消，已成脓者即溃。《外科大成》黄芪丸（由黄芪、附子、菟丝子、大茴香组成）治石疽皮色不变久不作脓；《外科正宗》透脓散（由黄芪、穿山甲、皂角刺、当归、川芎组成）治痈疽诸毒内脓已成，不穿破者；《得配本草》治筋解方（由一味黄芪酒浸服之）治四肢节脱，但有皮连，不能举动；《四圣心源》黄芪人参牡蛎汤（由黄芪、人参、甘草、五味子、茯苓、牡蛎、生姜组成）治痈疽脓泄后溃烂不能收口……黄芪在诸方之中体现了"消""托""透""敛""软坚""生肌"之功。

所以《汤液本草》之言黄芪"治气虚盗汗并自汗，即皮表之药。又治肤痛，则表药可知。又治咯血，柔脾胃，是为中州药也。又治伤寒尺脉不至，又补肾脏元气，为里药，是上中下内外三焦之药"，《本草疏证》之言黄芪："直入中土而行三焦，故能内补中气……能中行营气……能下行卫气……黄芪一源三派，浚三焦之根，利营卫之气，故凡营卫间阻滞，无不尽通，所谓源清流自洁者也"也就不无道理了。

再言甘草之用，医界多以其调和诸药，多数情况下使"国老"在方剂中成为"侍者"，忽视重用甘草之作用，但张仲景著作中，仅以甘草命名之方剂即十余方，皆以甘草为主药。除黄芪甘草汤外，《医林改错》癫狂梦醒汤亦重用甘草，并言"倍用甘草缓其中"。《汤液本草》云"经云：以甘补之，以甘泻之，以甘缓之……益甘之味有升降浮沉，可上可下，可内可外，有和有缓，有补有泻，居中之道尽矣"；《本草备要》指出，张仲景有多方"无不重用甘草，赞助成功。即如后人益气、补中、泻火、解毒诸剂，皆倚甘草为君，必须重用，方能见效，此古法也，奈何时师每用甘草不过二三分而止，不知始自何人，相习成风，牢不可破，附记于此，以正其失"。

本例的应用又为黄芪甘草汤的扩大应用提供了启示。如以本病例的治则处方曾试用于前列腺癌骨转移患者，因为前列腺癌的症候多有尿的异常，且肾主骨，治疗骨转移当考虑治肾。选用本病例的治则处方体现了异病同治，初步取得了较好疗效，值得进一步探讨。兹举病例如下：

魏某某，男，63岁，石家庄市桥西区某单位干部。

2013年7月22日初诊：主诉尿频不爽，下肢拘紧。

现病史：患者因肺部CT提示双肺结节影，考虑转移癌而于2013年6月17日住河北省石家庄市某部队医院检查治疗。查血示FPSA 90.00ng/mL，TPSA 341.00ng/mL；前列腺病理回归示（左、右叶）前列腺腺癌（Gleason评分4+4=8分），并于河北某医院核素扫描示骶骨、髂骨转移。诊为前列腺癌骨转移（T4N1M1）而行内分泌治疗，予最大限度雄激素阻断（MAB）方案，针对骨转移用双磷酸盐对症治疗，住院11天，患者及家属要求出院调治，故于2013年6月28日出院。

证候：尿频数不爽（夜尿频），下肢拘紧不舒，脉滑，舌红苔白。

处方：黄芪甘草汤加味。

生黄芪240g，生甘草24g，紫菀30g，浙贝母10g，黄柏10g，肉桂6g，白芍15g，怀牛膝10g，杜仲10g。水煎服，每日1剂，分2次服，每周服6剂。

加用知母、黄柏、肉桂，系因排尿不爽，取滋肾通关方意；加紫菀、浙贝母、知母，乃宣肺化痰，因肺部有结节，虽无咳嗽等症状仍应以化痰散结法施治；加用白芍，取芍药甘草汤以缓下肢拘紧不舒；加怀牛膝、杜仲，以益肾强筋骨。

2013年8月19日二诊：病无著变，脉弦，舌红苔白。因夜寐欠安，仍以原方施治，加炒酸枣仁10g，养心安神。

2013年11月5日三诊：服用上方，每周6剂。

刻诊：排尿不爽，下肢酸沉不著，自汗少寐，口干渴，诊脉缓，察舌红苔白。仍以黄芪甘草汤加味治之。

处方：生黄芪240g，生甘草24g，炒酸枣仁10g，知母10g，芡实15g，浮小麦30g，生牡蛎30g，生地黄20g，山茱萸10g，山药30g。水煎服，每日1剂，分2次服，每周服6剂。

方以黄芪甘草汤加炒酸枣仁养心安神；加知母一者有酸枣仁汤之意，再者滋液而佐生黄芪；加浮小麦、生牡蛎合炒枣仁以敛汗（汗为心之液）；加生地黄、山茱萸、山药乃六味地黄汤之"三合"（不欲其"开"，故去六味地黄汤中之茯苓、牡丹皮、泽泻）；配芡实以固肾。

2013年12月27日四诊：服上方后排尿不爽，下肢酸沉，少寐减轻。

刻诊：仍夜尿频（5次/每晚），伴自汗口渴，脉滑，舌红苔白。仍以黄芪甘草汤加味治之。

处方：生黄芪120g，生甘草24g，熟地黄40g，山药30g，山茱萸15g，茯苓15g，牡丹皮10g，泽泻10g，肉桂8g，炮附子8g，知母10g，当归10g。水煎服，每日1剂，分2次服，每周服6剂。

因本次就诊以夜尿频为主证，故加金匮肾气方药以温肾固涩，以知母佐黄芪，以当归合生黄芪补气养血以固卫止自汗。

2014年1月27日五诊：病无著变，偶有腰痛便干，脉滑，舌红苔白。仍以2013年12月27日方加生龙骨30g、炒酸枣仁10g，养心敛元气，以止自汗；加桃仁10g合当归以润燥滑肠。水煎服，每日1剂，分2次服，每周服6剂。

2014年4月8日六诊：仍有便干，余症不著。脉滑，舌红苔白。仍以2013年12月27日方治之，加肉苁蓉10g、柏子仁10g以润肠，去炒酸枣仁之酸敛。水煎服，每日1剂，分2次服，每周服6剂。

2014年5月26日七诊：便干、夜尿频数减轻，偶有腰痛，脉滑，舌红苔薄黄。以原方加独活8g，以"去肾间风邪……治……腰脊痛"（王好古）；因舌苔薄黄故去炮附子、肉桂。

2014 年 8 月 26 日八诊：诸症均减轻。诊症滑，察舌红苔白。查前列腺特异性抗原无异常（FPSA 0.03ng/ml，TPSA 0.15ng/ml）。用药之疗效尚属满意，仍以黄芪甘草汤加益肾强筋骨巩固治疗。

处方：生黄芪 120g，生甘草 24g，熟地黄 40g，山茱萸 10g，山药 30g，茯苓 30g，牡丹皮 10g，泽泻 10g，肉桂 6g，炮附子 6g，当归 10g，肉苁蓉 10g。水煎服，每日 1 剂，分 2 次服，每周服 6 剂。

按：该患者病情较重，以黄芪甘草汤加味治疗一年多来（其间配合有西药内分泌治疗），疗效满意。值得进一步进行临床探讨。其中黄芪甘草汤的作用更值得重视。

从上述临床应用看，黄芪甘草汤与其他治疗法则（如益肾助阳）的配伍应用问题尚值得临床进一步观察研究。

历代中医名家常常在某个或某些理论认识及临床经验方面具有突出的特点，从医史研究出发，将其视为某学派或某流派未尝不可。但应注意的是，历代中医名家均是"全才"而非"偏才"，这是由中医理论的系统性、整体性及临床的复杂性、多样性和医家治疗的广泛性所决定的，因此，研究中医名家的学术应注意综合分析评判，防止以偏概全。譬犹"画龙"应"点睛"，但"龙"也必须画完整。

依"诸涩枯涸，干劲皴揭，皆属于燥"辨治疑难病验案析

河北医科大学第四医院（河北省肿瘤医院） 刘亚娴

刘河间为《内经》病机十九条补充了"诸涩枯涸，干劲皴揭，皆属于燥"一条，颇有临床价值。笔者依其论，活用前人方、经验方治疗一疑难病例，取得较理想之疗效，兹介绍于下以析之。

李某，男，85岁。2013年3月2日首诊。

主诉：身剧痒脱皮屑5年余。

现病史：患者5年前无明显诱因出现皮肤瘙痒，日渐加重，痒剧搔抓之，掉大量皮屑，多方调治乏效。2011年8月初请笔者调治，据证先后以荆防汤、黄芪赤风汤合五苓散、四妙丸、荆防汤合升降散等施治效果不明显，有时服药后，虽有短暂症状减轻，而继之症状复如故。

刻诊：与以前就诊时相仿。瘙痒剧烈，不断搔抓，脱大量皮屑，脱皮屑后局部皮肤红赤，触之焮热。烦躁转侧难以入寐，因而性情急躁，躁动不安，间或下肢浮肿，大便3～4日一行。舌红少苔，脉滑。

辨证分析：患者既往之治法、处方可以说皆循之常法。皮肤瘙痒，按中医理论，痒则为风，且治风先活血，血行风自灭，血燥者润之，血虚者补之。荆防汤乃养血、凉血、疏风止痒之常用方。临床化裁用之，效果理想，故曾选用此方；患者皮肤大量脱屑，按中医理论，皮毛为肺所主，卫气所温之，失于肺之主、卫气之温，故脱屑处以黄芪赤风汤，黄芪补肺气、益卫气，少佐赤芍、防风以养血行血，且《医林改错》载此方"如治诸疮，诸病，或因病虚弱，服之皆效"故曾用此方，下肢间或浮肿故合

以五苓散化气行水；杨栗山创升降散，其云："窃尝考诸本草，而知僵蚕味辛苦气薄，喜燥恶湿，得天地清化之气，轻浮而升阳中之阳，故能胜风除湿，清热解郁，从治膀胱相火，引清气上朝于口，散逆浊结滞之痰也""夫蝉气寒无毒，味咸且甘，为清虚之品，……所以能祛风而胜湿，饮露得太阴之精华，所以能涤热而解毒也。蜕者，退也，盖欲使人退去其病，亦如蝉之蜕，然无恙也。"二者合用以清化而升阳，以清虚而散火，姜黄行气散郁，大黄上下通行，杨氏并指出其治"如通身红肿，发块如瘤者，如斑疹杂出，有似丹毒风疮者"。临床据证选用此方，疗效亦不错，加之患者大便 3～4 日一行，故亦曾选用此方。上述立法选方不谓无道理，然却疗效罔然，何故？细思之，前述诸治皆将"痒"字放在了首位，而未注意皮肤红赤焮热。换位思考，将皮肤红赤焮热放在首位，痒放在次位，辨证为瘀热蕴毒、内燥阴伤，皮肤脱大量皮屑乃内燥也，大便 3～4 日一行，舌红少苔乃阴伤也，皮肤红赤触之焮热乃阴伤燥热也。刘河间为《内经》病机十九条补充曰："诸涩枯涸，干劲皲揭，皆属于燥。"并云："燥渴之为也，多兼于热，故《易》曰：燥万物者，莫熯乎火。"参考其论思主，故治以行瘀清热解毒、养阴润燥，方以四妙勇安汤合四妙丸化裁治之，处方：元参 30g，金银花 15g，当归 15g，生甘草 10g，枳壳 10g，生地黄 20g，地骨皮 10g，苍术 10g，黄柏 10g，薏苡仁 20g。6 付。

思路一、何以用四妙勇安汤

一般认为，四妙勇安汤功能清热解毒、活血止痛，为治热毒型脱疽之验方，临床据证用之，疗效可靠，但大多注重该方的清热解毒之功，而笔者以为其"行瘀"之功更值得思考。盖"瘀"为"因"，因瘀而生热，因热而致毒，故"热""毒"为"瘀"之果。《灵枢·痈疽》云："营卫稽留于经脉之中，则血泣而不行，不行则卫气从之而不通，壅遏而不得行，故热。大热不止，热胜则肉腐，肉腐则为脓。"《外科证治全生集》亦有名论，"气血凝而发毒"。四妙勇安汤既然治脱骨疽有效，那么其行瘀之功则尤当考虑重视，且其行瘀又有特点，即润（元参）而行之、清（金银花）而行之、活（当归）而行之，此种特点正可针对患者皮肤红赤焮热之表现；再者，皮肤红赤则有"热"似无疑义，但有无"毒"呢？如何认识"毒"呢？《博雅》释毒为"恶也，一曰害也"，又毒为"痛也""苦也"。《金匮要略心典》指出："毒者，邪气蕴蓄不解之谓。"因此，"毒"指邪甚、害人之甚者。由此观之，此患者表现亦有毒蕴之征。这也是选用四妙勇安汤的一点考虑。再从药物组成看，《施今墨对药临床经验集》云："金银花质体轻扬，气味芳香，它既清气分之热，又解血分之毒，且在清热之中又有轻微宣散之功；玄参质润多液，色黑入肾，为泻无根浮游之火的圣药。既养阴凉血，又清热泻火、除烦止渴，故热毒实火，或阴虚内热，均可使用。"当归甘温而润，辛香善行，既可补血，又可活血，且能润肠，兼有行气止痛之功；甘草甘平，泻火解毒。可见只此一方，即具行瘀、清热、解毒、养阴、润燥之功，故选用之。综合上述考虑，选用四妙勇安汤，实为方剂的一种活用。

思路二、何以用四妙丸化裁呢

选此方是着眼于"痒"兼顾下肢浮肿而考虑，亦有一个"燥"与"湿"、"标"与"本"的问题。患者皮肤瘙痒而脱大量干燥皮屑，有"干劲皴揭"之征象，刘河间为《内经》病机十九条增一条曰"诸涩枯涸，干劲皴揭，皆属于燥"，并云："燥渴之为也，多兼于热，故《易》曰：燥万物者，莫熯乎火。"故从此患者的症候表现看，又当清而润燥，而患者间有下肢浮肿，舌苔白滑则又含有"湿"之征象，那么"燥"与"湿"在同一病人身上能否并存呢？通常看法多从六淫这个病因来分析风、寒、暑、湿、燥、火诸证，其实更应该考虑的是，从受邪后出现的"证"来辨识。当病人同时有"燥证"和"湿证"征象时，就有燥与湿的并存。不仅如此，燥与湿还可以转化，古医家早有此论，《医原》中曾言："因燥化湿者，仍当以治燥为本，而治湿兼之；由湿化燥者，即当以治湿为本，而治燥兼之。"《丹溪心法》二妙散为治湿热之方，原为治筋骨疼痛因湿热者而设，其黄柏清热坚阴；对于苍术，《本草正义》曾言："脾家湿郁……或为肿满……或下注而足肿胕肿，……及湿热郁蒸，发为疮疡流注……但有舌浊不渴见证，苍术一味最为必需之品，是合内外各病，皆有大用者。"故选此方清热燥湿，四妙丸为二妙丸加牛膝、薏苡仁淡渗利湿，而牛膝善于湿热之下注故去之。

从药物应用看，育阴之品（如元参）与燥湿之品（如苍术）合用亦有扬药之长、抑药之短的效能。近代医家施今墨治消渴，即有二药并用的经验。

鉴于上述考虑故选用四妙丸化裁。

思路三、治法中的标本问题

中医辨证论治中的标本问题是一个很值得细心斟酌的问题，《素问·标本病传论》指出"知标本者，万举万当，不知标本，是谓妄行"。目前，比较普遍的情况是对许多西医的病，如高血压病、冠心病、糖尿病、慢性肾病等，均言"本虚标实"，其实应该注意的是同一个病在不同病人身上，或同一病人病程的不同阶段，或兼多因素的不同作用等，其"标""本"并不是死板固定不变的；另一个比较普遍的情况是，谈"本"皆言"虚"，谈"标"皆言"实"，这也是值得推敲的。《灵枢·病本》云："病发而有余，本而标之，先治其本，后治其标；病发而不足，标而本之，先治其标，后治其本，谨详察间甚，以意调之，间者并行，甚者独行。"不注意"谨详察间甚，以意调之"，就认不准标本；不注意"间者并行，甚者独行"，就不能准确地调治标本，这不是一个简单的问题。

习河间，临证"以意调之"解疑难

河北医科大学第四医院（河北省肿瘤医院） 刘亚娴

中医临床必须坚持中医理论的指导，坚持辨证论治，而具体实施中，又必须有活跃的思维。方法是灵活多样的，其中"以意调之"亦是不容忽视的方法。《素问·标本病传论》曰："谨察间甚，以意调之。"何谓"意"？意之释为"志之发也"，"于无形之处用心思虑也"，"从心从音，意不可见，而象因言以会意也"。可见，其基础是思维活跃。综观刘河间著作，其论中或明或隐亦不乏"以意调之"之论，如《素问玄机原病式》序中言："有南阳太守张机仲景……以述《伤寒卒病方论》……然虽所论未备诸病，仍为要道，若能以意推之，则思过半矣。"该篇之"燥类"所述亦多"以意推之"；《素问病机气宜保命集》自序中言："今将余三十年间，信如心手，亲用若神，远取诸物，近取诸身，比物立象，重明其理……目之曰《素问病机气宜保命集》。"《新刊图解素问要旨论》序中言："故有祖圣伏羲占天望气，及视龙马灵龟，察其形象而密解玄机，无不符其天理。"……上述诸言，可谓多为"以意推之"，而刘河间著作中一些治病方剂推敲之，亦不无"以意调之"。

考之临床，多有忽视"以意调之"者，兹举一验案以彰"以意调之"。

（一）巨大泌尿系结石治案析

一般而言，泌尿系结石不算疑难病，但本例结石巨大，碎石术后乏效。因无明显"证候"而"以意调之"，较长期坚持用药后结石排出。20余年未见复发，且患者感到明显的服药后效应更值得思考，故摘录以析之。

潘某某，男，44岁，河北省某医院工程师。1991年5月11日初诊。

主诉：左肾、输尿管结石，碎石术一次后效果不理想。

现病史：患者自1980年初至1991年2月，时有左侧腹部疼痛，且逐渐加重，于1991年2月16日在河北省某医院先后进行B超、CT检查，诊断为左肾输尿管结石、输尿管中上段结石，一个大小约10×20mm，中段结石一个大小约10×10mm。于1991年4月21日在石家庄某部队医院碎石术治疗一次，输尿管中段10×10mm结石震碎排出，上段10×20mm无变化。当时因考虑花费大、疗效不理想，且碎石治疗后腰腹部不适而求中医治疗。

刻诊：患者除似有劳累后腰部不适外无明显自觉症状，给辨证论治带来困难，若单纯考虑"结石"而用一些所谓有排石作用的中药药方，不仅缺少中医特色，且输尿管上段结石经碎石术尚无效，处方未必比碎石术更佳。如何治疗？沉思良久，取"以意调之"，即结石譬如"舟船"，欲使其行，则可"增水行舟"并"助力船桨"。故方取六味地黄汤益肾之阴而滋水之源，譬犹"增水"以行舟（患者舌脉表现无湿热及阳虚征故可取该方）；用金钱草、海金砂、鸡内金、石韦、滑石（三金二石汤）化石通淋，譬如"助船桨之力"以推"舟"行；加乌药以顺气、桃仁以行瘀，譬如清"河道"之阻以利"舟"行。

处方：熟地黄25g，山茱萸10g，山药30g，茯苓15g，牡丹皮10g，泽泻10g，金钱草15g，海金砂10g，鸡内金10g，滑石10g，石韦10g，乌药10g，桃仁10g。水煎服，日1剂，每周服6剂，暂用2周以观之。

服药2周后二诊：言服药后无不适，脉舌如前。遂嘱可按上方续服之，其后患者即自行坚持服上方治疗。

1991年9月11日复查B超、CT，结石下降约4cm，患者悦之，继续按上方服药。1991年12月14日复查B超、CT示结石又下降3cm，仍无明显不适症状，处方亦不便变动，继以原方服之。所喜者1993年5月16日结石降至膀胱，因体积较大，不易从尿道排出，而用"淘石篮"将结石夹碎取出。取出结石后改用猪苓汤（猪苓 10g，茯苓 30g，泽泻 10g，阿胶 10g，滑石 10g，生甘草 10g）取其利水而不伤阴，有清理膀胱之意。服药一周而停药，患者自觉无不适症状。20 余年来，每年职工例行体检结石未见复发。

（二）小结及思考

（1）"辨证论治"是中医临床特点之一，即如张仲景《伤寒论》所云："知犯何逆，随证治之。"而当症候不明显时，"以意调之"亦是一种可取的方法，即如《内经》所云："谨察间甚，以意调之。""意"之释为"志之发也""于无形处用心思虑也"。所谓"医者，意也"，孙思邈曰："夫医道之为言，实为意也。故意神存心手之际，意析毫芒之理，当其情之所得，口不能言，数之所在，言不能谕。""以意调之"作为一种思维方法是和中医的整体观念取类比象相联系的，应结合中医理论去思维、去取意，使医理（医）与"意"恰当结合。本例处方中，"增水行舟"为"意"，以六味地黄汤"滋水之源"为"医"；"助力船桨"为"意"，以三金二石汤化石通淋为"医"；"清河道之阻"为"意"，以乌药顺气、桃仁行瘀为"医"。另外，方用乌药亦有其意，即缩泉丸中以之用于治小便滑数及白浊，该药入肾与膀胱经，治小便滑数譬犹"节水无妄流"，治"白浊"譬犹"洁水以清污"；再者，该药顺气解郁为医者所熟知，但王好古尚言其"理元气"，《本草述》云其"盖不等于补气之剂，亦不同于耗气之味，实有理其气之元，致其气之用者"，"丹溪每于补阴剂内入乌药汁，岂非灼见此味，于达阳之中而有和阴之妙乎"？可见其既助"力"（致气之用）又助"益水"。

（2）该例患者为一工程师，在单位做过很多实用的技术革新，可以说"头脑很聪明"，询及其何以自行坚持服药 2 年余？其曰，服药一段时间后，尿液由原来的混浊变得清澈，故想到无论是否排石，尿液变清，说明对身体有好处，故坚持服药，其后结石不断下降更增加了用药之信心。而患者服药后尿液由"浊"变"清"又很值得思考，可以说"益水之源"以

"增水行舟"又收到了"澄源去浊"的效果。西医学认为，泌尿系结石的形成是某些因素造成尿中晶体物质浓度升高或溶解度降低呈过饱和状态，析出晶体并在局部生长聚集最终形成结石。在这一过程中，尿晶体物质过饱和状态的形成和尿中晶体形成抑制物含量减少是最重要的两个因素。从该患者用药后的效应分析，应该说中药对上述两个因素起到了综合性的正性调节作用，这又为实验研究提供了设计参考。不过应该提出的是，中医药（特别是组方）的实验研究要特别注意其"综合性效应"，笔者认为其意义大于对单味中药作用的实验研究。

（3）该例患者的治疗展示了两个优点，其一，西医学认为，泌尿系结石复发率很高，肾结石男性有80%，女性有60%的复发率。以西医治疗而言，第一次复发距取石或排石平均时间为9.5年，本病例结石巨大，病情较重，而治疗后20余年情况良好未见复发。其二，碎石治疗是西医认为具有一定优点的治疗方法，但其特别适宜于直径1.5cm左右的单个结石。应引起注意的是，由于冲击波的物理作用及其使水分子发生化学变化而生成的H_2O_2和多种自由基均可使结石周围组织细胞损伤出血，冲击波还可直接刺激肾盂平滑肌收缩，间接引起肾盂内压力升高，而治疗后的碎石和血尿等则可增加尿流阻力，影响肾小球和肾小管功能，因此对存在泌尿系统梗阻、感染和肾功能减退的患者应权衡利弊，不能盲目进行碎石治疗。本病例可以说体现了中医药治疗的优点，所不足的是用药时间较长，但也为某些病、证的守方治疗和缓调提供了思考空间。

（4）对该病的用药效应，笔者尚有一点思考，即两次检查结石分别下降4cm、3cm，是逐渐一点点下降的呢？还是突然"坠落"的呢？由于无法进行影像学的动态观察，此点不得而知，不过分析之，如突然坠落大概会有类似"肾绞痛"的情况出现，因此该患者结石的下降恐怕是点点推进的。这就涉及一些"动力学"问题，联想到食管癌的治疗研究中，食管动力学的研究也是一个令人感兴趣的话题，这就使笔者想到中医理论的研究多参考一些多学科内容，注意"捕捉"、寻找"结合点"以开拓思路，应该说是一个很值得重视的方面。

（5）经过该例治疗后，笔者很长时间以益源化浊、化石通淋、顺气行瘀为大法，辨证化裁治疗泌尿系结石疗效满意。近些年来，因重点从事恶性肿瘤的治疗，因而由本例引发的一些思考没能继续探讨，但该例治疗中的思维方法，在恶性肿瘤的治疗中还是有应用价值的。

从临床视角看中医学派该如何划分

——兼论河北中医学派的历史地位

河北中医学院医史文献教研室　周计春

一、学派划分之我见

学说众多，学派林立，是中医学发展的鲜明特点。后世学者在中医学派研究上，针对学派划分存在不小的分歧。我认为，从临床应用的角度（而非书斋研究的角度）划分中医学派，才是中医学派的研究正途。

（一）学派划分概况

关于学派的划分，历来有不同的看法。纪晓岚在《四库全书总目提要》中提出"医之门户始于金元"，倡金元四大家刘完素、张子和、李东垣、朱丹溪各成一派。明代王纶《明医杂著·医论》提出"四子大全"说："外感法仲景，内伤法东垣，热病用河间，杂病用丹溪，一以贯之，斯医道之大全矣。"他认为学医应专主《内经》，再博观四子，医术才算全面。这对后世学派划分有一定的影响。

后世学派划分可谓说法纷纭。民国时期谢利恒先生在《中国医学源流论》提出有刘河间学派、李东垣学派、张景岳学派、薛立斋学派、赵献可学派、李士材学派等。范行准先生在《中国医学史略》提出有河间学派、易水学派、东垣学派、丹溪学派、折衷学派、服古学派、叛经学派等。《中医各家学说》二版教材提出有河间、易水、伤寒、温病四大学派，四版教材提出医经、经方、河间、易水、伤寒、温热、汇通七大医学流派；

而《中医各家学说》五版教材则又改为伤寒、河间、易水、丹溪、攻邪、温补、温病七个学派；鲁兆麟主编《中医各家学说》提出伤寒、河间、易水、温病、汇通五大学派；秦玉龙主编《中医各家学说》沿用任应秋七大学派，但将伤寒、温病合二为一，分出医经、经方、河间、易水、寒温、汇通六大学派。

除却早期的学派划分，从教材学派划分来看，分歧有三：一是医经、经方算不算学派；二是汇通是否称学派；三是攻邪、丹溪是否纳入河间学派，温补是否纳入易水学派。

（二）学派界定标准

关于学派界定标准，或简或详，但没有太大争议。《中医各家学说》学科创始人任应秋先生认为，或谓凡一学派之成立，必有其内在的联系，否则，便无学派之可言。所谓内在联系不外两端：一者，师门授受，或亲炙，或私淑，各承其说而光大之；一者，学术见解之不一致，各张其立说，影响于人。鲁兆麟、秦玉龙教材中均承此说。

被称作"关东火神"的当代学者张存悌和浙江中医药大学胡滨则将上述标准说得更为具体：一是有独创的学术思想，理论方法上独树一帜，创新和特色是学派的生命；二是有一个有影响的学术带头人，即宗师，还有一批追随的传人，或亲炙或私淑，对其学说继承和发扬，形成"人才链"，否则有派无流，难成流派；三是有一部或几部阐述其学说观点的著作，传世并有影响。

笔者窃以为学派条件之"有独创的学术思想"应有"理、法、方、药"前后一贯、完整的体系，成系统者可称之为流派，不成完整体系者只能称为一家之说或经验之谈。

（三）医经、经方不当作为学派

将医经、经方作为学派始于著名中医学者任应秋。任应秋是各家学说创始人，他提出"历史上既存在无数的医学家或医学派，其中最起主导作用者，莫过于医经、经方、河间、易水、伤寒、温热、汇通七大医学流派"。任老对中医学派研究造诣精深，但医经、经方是否属于学派一事，持不同观点者不在少数，此学术之争，慎勿以"大不敬"视之。

《汉书·艺文志》是我国现存最早的目录学文献，医学类的书被称作"方技略"，属七略之一，下面据其内容分为医经、经方、房中、神仙四小类。医经类的书是以阐述医学理论和治疗大法为主，"医经者，原人血脉、经络、骨髓、阴阳、表里，以起百病之本，死生之分，而用度箴石汤火所施，调百药齐和之所宜"；经方类的书是汇编"经验方"的，"经方者，本草石之寒温，量疾病之浅深，假药味之滋，因气感之宜，辨五苦六辛，致水火之齐，以通闭解结，反之于平"。医经、经方本来是区别医书类别的，阐述理论为主的谓之"医经"，汇编经验方的谓之"经方"。尽管围绕"医经"后世多阐释、发明，"经方"也世代有人汇编，但只能算同一研究领域，不当算作学派。就像我们今天不能将中医学基础、方剂叫作学派，也不能把针灸、推拿叫作学派，是一样的道理。

早期"经方"的含义是"经验方"的意思，在宋元以后张仲景的书地位上升，不少医家重视对其的研究应用，称张仲景书为经典，其方被称作"经方"，其含义变为"经典方"。前者与"医经"相对而言，后者与"时方"相对而言。

（四）"汇通学派"是医学发展新领域，其下可分不同的学术观点

从学派界定的标准来看，"中西汇通"也不能算学派，只是由于西医的传入，医生的知识结构由原来单纯的中医体系，变成中西汇通。张星平、张再康主编的《中医各家学说》未将汇通列为学派。

但中西汇通诸家在对待中、西医的态度上，有不同观点，据汇通诸家的学术倾向可分类研究：一是早期开始接受西说的医家有汪昂、赵学敏、王学权、王清任、陈定泰诸人，或取其脑说之新，或取其制药之巧，或善其测绘图像之逼真，以彼之长，补我之短，开后来汇通论者之先河。二是汇通中西诸家，当以王宏翰、朱沛文、唐宗海、张锡纯等为最。王宏翰从

基础理论方面汇通，朱沛文主张汇通应以临床验证为准则，唐宗海虽谓中西应取长补短、归于一是，但重中轻西、厚古薄今，汇而未通。张锡纯提出的"衷中参西"为中西医汇通指明了正确方向，他力图从生理、病理，到诊断、治疗等各个方面汇通两说，创立新说而不忘根本，积累了大量临床实用经验。三是主张中医科学化，改进中医，恽铁樵认为当以中医学说本身为主体，尽量用现代科学知识来阐明它。陆渊雷则以西医理论来解释中医，凡符合者属科学，不吻合则斥为不科学，实际是走入崇西非中，重西轻中的歧途。

（五）伤寒、温热、河间、易水是四大纲领性学派

医经、经方是图书分类，汇通是西医东渐的新领域，堪称学派的有伤寒、河间、易水、攻邪、丹溪、温补、温病等七个学派，其中攻邪、丹溪归于河间，温补归于易水，则可归纳为伤寒、温病、河间、易水四大学派，这和二版各家教材相吻合，五版以后教材划分为七派，其实和四大学派只是融合和单列的区别。

医家纵多，学派固繁，但四大学派基本涵盖了中医的其他学派，代表了相对应的治疗大法：伤寒、温病以外感言，伤寒始用辛温，优于六经辨证；温病始用辛凉，惯用卫气营血、三焦辨证；河间发挥病因病机，重祛邪，药多寒凉；易水发挥脏腑病机，重扶正。攻邪学派、丹溪学派是河间学派的分支，张从正"其法宗刘守真，用药多寒凉"，治法以攻邪为主，较之河间，又有变化；丹溪宗河间之寒凉，变滋阴降火为法，一脉相承；温补学派遥承易水、补土学派，先后天并重，尤其重视肾命重要性。

四大学派堪称"纲领性"学派，他们概括了外感、内伤治疗之大法，"相反实以相成，前贤并非翻新立异"，而是"各出手眼，补前人所未备"（《医醇剩义·四家异同》）。

（六）学派、流派大同小异

有学者认为，学派和流派是有很大区别的，如河间是学派，丹溪是流

派，笔者认为二者略有区别，无需细分。《辞海》对"学派"解释为"一门学问中由于学说师承不同而形成的派别"；"流派"是指"学术、文艺方面的派别"。《说文》载"流，水行也"，与"原"相对，引申为支流；派，别水也。所以学派、流派二者实没有多大区别，统言"学术流派"，前者突出学说创新，后者突出学术发展。但既成流派，必然在继承的基础上有所创新，不然随流而下，如何支分派别。如在易水学派"养正积自除"的思想下，重视脾气升发，升阳散火，而成"补土派"，由脾及命门，则形成了"温补派"。

任应秋说，"河间之学到了朱震亨又为之一变，而为河间学派之滋阴论者"，在这个意义上，丹溪学派是河间学派的一个流派。但朱丹溪又提出以气、血、痰、郁辨治杂病的观点，其门人甚多，成为金元时期滋阴学说的代表和杂病治疗大家，则又可作为一个学派的宗师。

（七）学派划分有多个标准

学派划分是后人研究前人学术思想和发展沿革的一种方法，研究者认识分析问题角度不一，产生不同见解，不足为奇。比如，有以地域为界者，如新安学派、孟河学派；或以南北地域区分医家，分为南方派、北方派；有以临床处方特点区分者，以善用张仲景方者称为经方派，不拘于张仲景方、以后世方或时方为主的叫时方派。有的学科下再分流派，如清代外科的正宗派、心得派、全生派；清代研究伤寒的错简重订派、维护旧论派、辨证论治派等。这样从不同角度研究，更有利于对中医学术发展和医家学术思想的深入研究，避免片面之弊。正如鲁兆麟教授所言，对于学派的具体划分和医家在学派中的归属，不必强求统一，只要研究者有划分学派的具体原则，具体划分时有其理由，立论有据，便不必过多论其是非。

二、河北中医学派的历史地位

河间、易水、伤寒、温病四个大学派中两大学派出自河北，刘完素、张元素是金元学术争鸣的两大领袖，各树一帜。河间学派是最早对伤寒提出不同观点的，是对伤寒的补充，也是温病学派的先驱。易水学派发挥脏腑病机，力倡扶正，衍生出了温补学派。河北中医学派在中医历史上具有重要地位，是金元时期医学中心。

（一）河间学派的历史地位

刘完素是金元四大家最长者，也是金元学术争鸣的领军人物。他生活的年代《局方》盛行，用药偏温燥，不重经典，医术平平；拘泥张仲景之学，滥用辛温；并且战争频仍，瘟疫流行，局方、经方不能奏效。他"朝勤夕思，手不释卷"，一生志完素，终至通玄处，形成河间学派，成医界领袖。

1. 火热立论，寒凉为治，羽翼伤寒，温病先驱

基于对《内经》运气学说和病机十九条的研究发挥，他提出"六气皆能化火"，应冲破"伤寒风冷说"的束缚，重视火热病机，寒凉用药。丰富了《伤寒论》在热病治法上的内容，提出在表以辛凉散之、在里以承气泻之、表里同病以防风通圣、凉膈散解之的三联疗法，成为张仲景治法的延伸、变通和补充。刘完素是对《伤寒论》表示不同看法的第一人，理论上突破了魏晋以来墨守张仲景成规的医界风气，治疗上反对滥用古方，力排用药燥热之偏，主张用寒凉之剂，被后世称为"寒凉派"代表人物，有"热病用河间"之说。

刘氏寒凉为治实际上在治法上羽翼了伤寒，汪琥称"实为大变仲景之法者"。河间学派是温病之先驱，被温病学家称作"幽室一灯""中流一柱"。任应秋认为，温病学派是由河间学派派生，他说"刘完素及其门人对火热病理、法、方、药的论述是温热学派的先导，属于温热学的奠基阶段"。

2. 衍生出攻邪、滋阴等学派，引领南方医学发展

刘完素火热立论，寒凉为治，推陈致新，使少有怫郁，开争鸣先河，促进了当时医学的发展。由于刘完素的学术先进性和实用性，服膺者遍及南北，治其学者代有传人。并对同时及后世几个重要医学流派的形成产生

了巨大影响。

张从正是刘完素的崇拜者与私淑者，对刘完素学说加以发挥，以邪释病，以汗吐下祛邪疗疾，是"河间学派的实践家"。《金史·本传》中称"其法宗刘守真，用药多寒凉，然起疾救死多取效"。

朱丹溪为刘完素的三传弟子，其师罗知悌博学活法，兼采刘完素、张从正、李杲三家之长。朱氏得其传，在继承的基础上又有发挥，倡阳有余，阴不足和相火论，由苦寒直折，转而以滋阴降火，成为滋阴学派领袖。任应秋说："传刘完素之学的，有两大医家，一为张从正，一为朱震亨，但各自与刘完素均有所不同。张从正……自成为河间学派的攻邪论者；朱震亨……临床上多用滋阴降火之法，是河间之学到了朱震亨又为之一变，而为河间学派之滋阴论者。"《青岩丛录》"李（东垣）氏弟子多在中州，独刘（河间）氏传之荆山浮图师，师至江南，传之宋中人罗知悌，南方之医皆宗之。"

综上所述，河间学派引导了金元时期的学术争鸣，丰富了当时的医学内容，衍生出攻下、滋阴等学派，同时为明清时期研究与治疗温病开辟了新的途径。

刘氏结合自己的经验，阐述《内经》62病证，对应附注治疗方剂著成《宣明论方》。此书当时和《局方》分别在北方、南方流行，人称"北宣南局"，其中风、消渴等病的治疗成为后世圭臬。

刘完素在民间影响极大。古代医家中除却扁鹊（医祖）、孙思邈（药王）、张仲景（医圣）之外，至今享受民间香火的不过华佗、刘完素和叶天士而已。在河间、肃宁、保定有三个守真庙纪念刘完素，民间还会定时举办庙会。《河间府志》载百姓比之扁鹊，"郑有扁鹊，河间有刘守真……皆精于岐黄者"，其书"在农夫、工贩、缁衣、黄冠、儒宗，人人家置一本可也"。

（二）易水学派的历史地位

在这场学术争鸣中，另一领军人物就是张元素，他和刘完素相反相成，同样羽翼了伤寒。

1. 完善脏腑辨证，创新药物和制方理论，羽翼伤寒

张元素有感于时医守《伤寒》执古方以疗今病，忽略医学理论研究，拿成方应万变，针对性地提出"运气不齐，古今异轨，古方今病不能相能也"，其贡献有四：一是从实际出发，完善了脏腑虚实辨证体系；二是化裁古方，以宜今病，如由枳术汤到枳术丸；三是创制新方，以应万变，如易老解利法九味羌活汤；四是创新药物、制方理论，运用《内经》的理论，阐发药物的气味厚薄、升降浮沉，制方大法，并发明了药物的归经引经学说，对药物、制方的发展做出重要贡献。

张仲景以六经辨证、方证辨证为主，岳美中总结其为"言证不言病理，言方不言药理"，张元素在脏腑辨证及药物、制方上的理论实践，同样是羽翼《伤寒论》的学术创新。张元素主张"王道"之治，强调扶正，在当时和刘完素是相反相成的两个学派的领袖。王好古说："近世论医，有主河间刘氏者，有主易州张氏者……能用二家之长，而无二家之弊，则治法其庶几乎。"（《此事难知·卷下》）

2. 衍生出补土、温补等学派

张元素以君子、小人为喻，"满座皆君子，纵有一小人，自无地自容而出"，他在内伤杂病的治疗中非常重视内因，主张扶正为主，"养正积自除"。养正强调以补养胃气为主，指出脾胃的强弱盛衰，直接影响卫气荣血的化生及生命的安危。其脏腑辨证理论经其弟子及后世私淑者的不断发挥，渐趋完善，并且对特定脏腑进行专题研究。如李杲创立"内伤热中说""甘温除热说""升阳散火说"等，治疗善以补中、益气、升阳等法，形成以"补土"为特色的脾胃论，被称作"补土派"；罗天益大张师说，伤中饮、食分论，劳伤寒、热别治，李氏之学得罗氏益明。王好古创"阴证论"，强调温养脾阳的治法。

明朝中期以后，以薛己为先导，赵献可、孙一奎、张介宾、李中梓等人为中坚力量的众多医家为纠正寒凉时弊，在继承易水学派脏腑病机、东垣脾胃学说、王好古内伤三阴的基础上，强调脾胃和命门阳气在生理上的

主宰作用，治疗疾病多从脾肾气血阴阳、水火不足探讨论治，形成了以温养补虚为特点的"温补学派"。温补学派属大的易水学派，均重视扶正，但有先天后天之别。

3. 新安学派的温补培元思想源于易水学派

新安医家中，以汪机为主的多个医家继承了易水学说，逐渐形成了有新安地域特色的温补培元派，辨治疾病重视脾胃、营卫，善用人参、黄芪。汪机之学传黄古潭，再传孙一奎，强调阳气的重要性，治病多用温阳益气之法，创制壮元散、壮元汤等温补培元名方。

（三）河北是金元时期的医学中心

"医之门户分于金元"，在这场学术争鸣促进医学发展的过程中，最活跃的就是刘完素、张元素、张子和、李明之，史称"北方医学"，主要集中在河北。河北是当时医学的中心，"领异标新二月花"，代表先进医学思想。王祎在《青岩丛录》中提出，"金氏之有中原也，张洁古、刘守真、张子和、李明之四人者作，医道于是乎中兴"，著名学派研究学者丁光迪称之为"金代四家"。

随着当时形势的变化，北方医学的影响力迅速南渐。如刘河间弟子荆山浮屠传道于罗知悌，罗氏为南宋寺人，"精于医，得尽刘完素之再传，而旁通张从正、李杲二家之说"。朱丹溪师从罗氏，朱氏继承创新，集河间、易水之大成，成为南方医学领袖。从此，刘完素、张元素之学大行于江南，朱氏承前启后尤为出色。宋濂指出："金之善医名者凡三家，曰刘守真氏，曰张子和氏，曰李明之氏……丹溪先生此书，有功于生民者甚大，宜与三家所著，并传于世。"这便是"金元四大家"的由来。由"金代四家"到"金元四大家"，反映了医学中心南渐的过程。

其他如中州名医浙西提刑判官，授刘、张诸书于葛应雷；倪维德求金人刘完素、张元素、李明之三家书读之，治病无不效；滑伯仁亦参会张仲景、刘守真、李明之三家书读之，治病无不中。这在北医南渐过程中均起到一定作用。

（四）张锡纯是汇通医家的中坚

"汇通学派"是由于西方医学传入我国，而引动的一种试图汇通中西医的思潮和尝试，实非中医内部学派之分，严格讲不应称作学派。而汇通诸医对待中西两学有不同观点。如余云岫之废医存药；唐宗海之以西解中，重中轻西；恽铁樵、陆渊雷之改进中医及中医科学化；张锡纯之衷中参西、实践中结合等。

其中影响最大者当属河北之张锡纯，他重视实践，结合西医所知，在生理、病理提出新的见解，尤其是总结出近 200 首效方，并附验案证明。张氏在当时负有盛名，与张山雷、张生甫并称"海内三张"，为医界推崇。而尤其宝贵的是他给我们指明了一条中西医结合的正途，即"衷中参西"，这是融会新知并坚持中医理论得出的中西医结合的正确思路，也是经临床大量实践得出的结论。

综上所述，河北拥有中医四大学派中河间、易水两大学派。河间学派衍生出攻下学派、丹溪学派，补充了伤寒学派、引领了温病学派；易水学派衍生出补土派、温补派。河北是金元时期的医学中心，河北的中医学派在中医发展史上具有开拓、创新、承前启后的重要地位。张锡纯中西汇通的临床经验丰富实用，其"衷中参西"的思想，至今仍是中西医结合的正确思路。

刘完素"功成四物"治疗妇科疾病

河北中医学院　李丽　杜惠兰

刘完素对妇科疾病的研究，主要反映在其所著的《宣明论方》和《素问病机气宜保命集》两部著作中。他在《宣明论方·妇人门》中，讨论了经带的病机和经带产后及妇科杂病的治疗，载方22首。在《素问病机气宜保命集·妇人胎产论》中，他提出了妇科病诊治的基本原则、胎产病的治疗和四物汤的增损经验，并再次强调了带下病属于湿热为患的机理及治方，载方40余首。刘完素在《素问病机气宜保命集》中开始对四物汤进行多种化裁，他认为：熟地黄补血，如脐下痛，非熟地黄不能除，此通肾经之药也；川芎治风，泻肝木，如血虚头痛，非川芎不能除，此通肝经之药也；芍药和血理脾，治腹痛非芍药不能除，此通脾经药也；当归和血，如血痰刺痛，非当归不能除，此通心经之药也。肾心肝脾四脏和妇科疾病关系密切，四味分属四脏，补血和血理脾治风，自然成为治疗妇产科疾病的主药主方。虽然刘氏的解释稍粗略，但对后世认识这四味药的主治、功效不无启示。

一、刘氏四物汤的增损特色

刘氏可能受《和剂局方》中四物汤加胶艾、增损四物汤、六合汤和四神汤等方的启示，结合临床发挥而成。刘氏四物汤的增损，以下两点比较突出。

其一，注意随四时的变化和相关脉证来增损四味药及药量。

刘氏认为，春倍川芎，夏倍芍药，秋倍地黄，冬倍当归。他认为妇人四季常见病均可用四物汤加减调治，并运用五行理论对四季进行说明，他认为："春，木旺，火相，土死，金囚，水休；夏，火旺，土相，金死，水囚，木休；秋，金旺，水相，木死，火囚，土休；冬，水旺，木相，火死，土囚，金休。"实际上，妇人常见病的病理变化与此亦有相同之处，故在四物汤的运用中，春季（亦可理解为见弦脉、头痛之证）可重用川芎，曰"春倍川芎"；夏季（亦可理解为见洪脉、泄泻之证）可加重白芍用量，曰"夏倍白芍"；秋季（亦可理解为见涩脉和血虚证）可加重熟地黄的用量，曰"秋倍地黄"；冬季（亦可理解为见沉脉、寒而不食之证）可加重当归的用量，曰"冬倍当归"。根据药性及临床经验，揣测古人之方意，分析认为，因川芎味辛温，入肝经，其秉升散之性，能上行头目，为治头痛之要药，且《本草纲目》中指出"肝苦急以辛补之"，故倍用川芎可制春季肝木过旺之头痛脉弦;《珍珠囊》曰"其（指白芍）用有六：安脾经，一也；治腹痛，二也；收胃气，三也；止泻痢，四也……"故在四物汤中加重白芍用量能加强酸甘化阴、缓急止痛的作用，以顺夏时火旺木休之气；因熟地黄味甘微温，为滋阴之主药，又为补血要药，加量能顺秋季火囚、木死之气，又加强四物汤的养阴补血之力；因当归味甘辛温，入脾经，善止血虚血瘀之痛，且可散寒，故可顺冬季火死、土囚之气，治脾经虚寒之证。

同时，在所谓"而有时证不愈者，谓失其辅也"的情况下，仍可根据四季变化加减。春防风四物，加防风倍川芎；夏黄芩四物，加黄芩倍芍药；秋天冬四物，加天冬倍地黄；冬桂枝四物，加桂枝倍当归。因春季加防风以祛风解表，祛春季之邪风，助川芎之力而祛风止痛；夏季加黄芩以清热燥湿助芍药之力治下痢；秋季加天冬入肺肾，既可作引经药，又可助倍熟地之滋阴润燥之力；冬季加桂枝借其温经通阳之力，温通血脉，助当归散寒通脉，温养周身。这就是刘完素四时常服随证用之基本原则。

其二，随证增损四物汤的经验。

对于经水暴多或如黑豆水加黄芩、黄连；经水少而血气和者倍熟地黄、当归；妇人血积，四物汤内加广黄芪、京三棱、桂枝、干漆；少腹痛加玄胡、苦楝皮；血虚而腹痛，微汗而恶风，加黄芪、桂枝，谓之腹痛六合；如风虚眩晕，加秦艽、羌活，谓之风六合；如气虚，起则无力，匮然而倒，加厚朴、陈皮，谓之气六合；如发热而烦，不能安卧者，加黄连、栀子，谓之热六合；如虚寒脉微，气难布息，不渴，清便自调，加干姜、附子，谓之寒六合；如中虚，身沉重无力，身凉微汗，加白术、茯苓，谓之湿六合。上述六个命名为六合汤的方剂，是妇人常用及产后病通用之药也。刘氏又拟出了风六合汤（加羌活、防风）治疗妇人筋骨疼痛及头痛脉弦，憎寒如疟；气六合汤（加木香、槟榔）治疗妇人血气上冲，心腹肋上闷；玄胡六合汤（加玄胡、苦楝皮）治疗妇人脐下冷，腹痛、腰脊痛；芍药六合汤（加倍芍药）治疗妇人气充经脉，月事频，并脐下痛。另外，刘氏还拟订出八物汤（加玄胡、苦楝皮、槟榔、木香）治疗妇人经事欲行，脐腹绞痛证；四物汤加黄芩、白术治疗妇人经水过多证；四物汤加葵花煎治疗妇人经水过少证。

刘完素对妇科病既重视时令的变化而因时制宜，又强调辨证论治，随证进行加减，这正是刘氏运用四物汤的特点。上化裁之法，扩大了四物汤在妇科的应用范围，反映出刘氏组方用药功力不凡。

刘完素随时令加减药物，对同时代的张元素和稍后的李杲不能说没有影响。张元素在其所著的《医学启源》一书中的"随证治病用药"就有随时令加减治疗咳嗽的总结。李杲对补中益气汤的加减，也注意依时令变化的特点来选药物。后世对四物汤的加减、阐发，也每每皆是。比如明代汪昂的《医方集解》和清代吴仪洛的《成方切用》中对四物汤的方义分析和加减，也可以看出刘氏对其的影响；清代陈修园在《女科要旨》中四物汤的加减套法，更可以说明是其继王好古之后，对刘氏经验的发挥；清代刘一仁《医学传心录》中记载的"四物汤加减歌"，则是十分可贵的且比较全面的总结。

二、四物汤的临证用药配伍

四物汤是补血的常用方，也是调经的基本方。四药相配，动静结合，滋而不腻，温而不燥，补而不滞，刚柔相济，阴阳调和，营血得生，共奏补血和血之功。四物汤既有补血治疗血虚的作用，又具有和血调血的功效，故血瘀、血寒、血热、血溢等证，也可以用其加减进行调理。正如《成方便读》所言："一切补血诸方，又当从此四物而化也。"又云"此方乃调理一切血证，是其所长。"盖一切血证者，无外乎血虚、血瘀、血热、血寒、血溢之类也，故无论外伤瘀血作痛、妇人诸疾，还是其他内伤杂病，凡属营血虚滞之证，需补血养血、调血和血者，皆可以四物汤为根本，按证施治，随证加减，化裁配伍，灵活变通，"师其法而不泥其方"，临床应用必能屡获良效。

（一）血虚类妇科病证的临证化裁配伍

1.配伍补气药

血为气之母，气为血之帅，气能生血，且"有形之血不能自生，生于无形之气也"，亦即阳生阴长，故汪廷珍曰："血虚者，补其气而血自生。"《本草求真》亦云："血属有形，凡有形之物，必赖无形之气以为之宰，故参、芪最为生血要药。"故在四物汤补血基础上，配伍补气药物，如人参、黄芪、茯苓、白术、党参之类，则气旺血得以化生。代表方如八珍汤，主治血虚而兼有气虚者，方用四物汤补血，配伍人参、茯苓等以补气生血，乃历来公认的补气养血之方。又如四物汤加人参、黄芪组成圣愈汤，以及四物汤加人参、黄芪、茯苓、白术、甘草等组成十全大补汤，均能益气补血。临床可用治妇人月经过多，崩漏，产后失血过多等多种疾病。

2.配伍滋阴药

血属阴，故血虚一般都会伴随阴虚的症状，如口咽舌燥，形体消瘦等；甚或阴虚生内热，见午后潮热，手足心热，骨蒸盗汗等。故在四物汤补血滋阴基础上，配伍滋阴泻火之品，如地骨皮、知母、黄柏之类，则疗效愈笃。代表方如加味四物汤，主治血虚并见阴虚骨蒸者，方中四物汤补血，配伍地骨皮、牡丹皮等滋阴泻火，诸药合用，共奏补血滋阴退蒸之功。对于围绝经期综合征患者血虚所导致的阴虚症状有较好疗效。

3.配伍安神药

血虚因营阴亏少，可致心血不足，则神魂不交，而见妇人心悸、怔忡、失眠、多梦等症。如《丹溪心法》云："人之所主者心，心之所养者血，心血一虚，神气不守，此惊悸之所肇端。"故在四物汤补血的基础上，应配伍安神之品，如酸枣仁、茯神、柏子仁、远志、夜交藤之类，共成补血安神之剂。代表方如四物补心汤，主治血虚证兼见心神失养者，方用四物汤补血养营，配伍酸枣仁、远志、茯神等补心安神，则心血内充，心神得养，所见之症皆除也。还如养荣汤，即以四物汤为基础化裁加减，去川芎而配伍远志、人参、茯神等，亦起益气补血、养心安神之效。

（二）血瘀类妇科病证的临证化裁配伍

1.配伍活血祛瘀药

盖血虚之证，血行每每不能畅达，易于凝滞成瘀，终成血虚血瘀之证。而瘀血又可阻碍新血的生成，瘀血不去则新血不生，故而在四物汤的基础上，宜加用活血祛瘀药物，诸如桃仁、红花、丹参、赤芍之类，使补血而不留瘀，行血而不伤血。代表方如桃红四物汤，主治血虚证兼血瘀明显者，以四物汤补血，加桃仁、红花并入血分而逐瘀行血，则血虚血瘀之证均可消矣。《医林改错》中所载五个逐瘀汤，无不是以此随症加减化裁而成。目前对于血瘀明显的月经不调，子宫肌瘤，慢性盆腔炎等疗效显著。

2.配伍理气药

因血虚易于凝滞成瘀，血瘀可阻碍气机的调达以致气滞，而气滞又可进一步加重血瘀，故在四物汤补血和血基础上配伍理气活血药物，如枳壳、香附、木香之类，可共奏补血活血行气之功。代表方如《妇科大全》之延胡索散，主治气滞血瘀腹痛，以四物汤改白芍为赤芍，加入枳壳、木香、桃仁、延胡索等以活血行气止痛。另如香附四物汤，为四物汤加香附而成，亦为补血活血、行气止痛之良方。现常用于妇人情志不畅所致的痛经，月经不调，癥瘕等。

（三）血热类病证的临证化裁配伍

血虚者血液易于瘀滞，瘀久易于化热，则常出现血虚血热之象，故在四物汤补血活血的同时，辅以清实热药物，如石膏、知母、黄连、黄芩之类，以达标本兼治之目的。代表方如石膏六合汤，主治血虚伴见身热口渴，蒸蒸而烦，脉长而大等者。其以四物汤补血养血，配伍石膏、知母清热除烦，共奏补血清热生津之效，则血虚自愈、实热皆除也。若四物汤加黄芩、黄连，名曰芩连四物汤，能养血清热凉血，主治月经过多、经期延长、崩漏等症。

（四）血寒类病证的临证化裁配伍

血虚并见血分有寒之证，如《伤寒贯珠集》云："脉细欲绝者，血虚不能温于四末，并不能荣于脉中也，夫脉为血之府，而阳为阴之宅，故欲续其脉，必益其血，必温其经。"故在四物汤补血为主的同时，宜加温里散寒、温通血脉之品，如肉桂、香附、吴茱萸、桂枝、细辛之类。代表方如艾附暖宫丸，主治血虚证兼见血寒者。其以四物汤滋养补血为主，配伍香附、吴茱萸、官桂温经散寒等，既能滋阴补血以治血虚之本，又能温经散寒以治虚冷之标。温经汤，即乃四物汤去熟地黄，加吴茱萸、桂枝等化裁而成，可起补血和血、温经散寒之功。主治子宫虚寒，痛经，月经不调，腰酸带下等。

（五）血溢类病证的临证化裁配伍

《妇人大全良方》云："妇人以血为基本。"强调"女子调其血"，冲任虚损，或月经淋漓不止，或崩漏下血不绝，或胞阻胎漏下血，均宜在四物汤补血之时加以养血止血调经之物，如艾叶、阿胶、茜草、三七之类。代表方如胶艾汤，主治血虚证兼见下血者。其以四物汤补血为主，配伍艾叶、阿胶、炙甘草等止血调经，具养血止血、调经安胎之功效，用于妇人下血亦可。

四物汤是临床上应用非常广泛的基本方，以上所述仅为其妇科常用的临证化裁配伍用药情况。但实践中只要谨守"四物归地芍川芎，营血虚滞此方宗，血家百病俱可治，临证之时在变通"之训，临证遣药，方能游刃有余！

李东垣妇科病用药特点

河北中医学院　耿丹丹　杜惠兰

李东垣因为母亲生病为众医杂治而死，始终不知道为何种病证，自己伤心不知医理，于是捐重金拜易水张元素为师，尽得张氏之法而名乃出于张元素之上。李东垣对妇科的贡献也很大，尤其擅长经闭、崩漏和带下病的治疗，临床经验可谓相当丰富。李东垣用药独具特色，长于加减变通。其临床用药注意辨药物之气味、阴阳、厚薄、升降、浮沉、补泻、六气、十二经，灵活运用五味配五脏、五行之生克制化关系以及虚则补其母、实则泻其子等具体治则治法，在临床用药上独具特色。

1. 辨证用药，不执成方

李氏既强调辨证的准确性，又重视用药的灵活性。他主张根据症情，灵活地制方用药，即"分经随病制方""随证用药"。内伤病的病机既然是以"脾气虚陷""阳气不足"为主，升发脾阳就成了治疗脾胃内伤病的主要方法。李氏创造了一整套补中升阳的方剂，随证选方用药。在方剂之后，又列有加减诸法。补中益气汤后列有 25 条，调中益气汤后列举 15 条等，示人临床用药，当随证情变化，灵活运用，不可拘泥。李氏用药虽偏于温补，但仍以辨证论治为原则，并没有忽视应用寒凉药。常用黄连、生地黄治心火亢盛，桑白皮、黄芩治肺火上逆，知母、黄柏治肾火旺盛。

2. 妇科病擅用升阳药

李氏治疗妇科病症的原则以补中益气升阳为主，所用升阳药广泛而有特色。如益胃升阳汤、黄芪当归人参汤等治冲任不固、精血失守所见经水暴崩或漏下不止者，皆以人参、黄芪、白术类健运中气，柴胡、升麻升举阳气。且诸甘药生用，甘能生血，尤合"阳生阴长"之理。乃澄源之法。若阳虚湿胜，妇人白带不止，"阴中如冰，其重如山"者，李东垣立升阳除湿法以止带，用助阳汤、升阳除湿汤等，以黄芪、炙甘草益气，升麻、防风、柴胡、羌活、橘皮等诸辛燥祛风药，既升举脾胃以挽下陷阳气，又能使"风气上伸，以胜其湿"。若妇人元气虚弱"不能镇守包络相火"，以致阴火独炽，血热妄行，月经过多或崩漏者，李氏治以凉血地黄汤升阳泻火。本方之防风、升麻升举清阳，黄芩、黄连、知母、黄柏合生地黄凉血降火，阳气升发，阴火下潜，则热退血静，出血即止。

另外，有数据显示，在李氏所用64首妇科方剂的116种药物中，使用频次较高的几味药依次为当归、柴胡、炙甘草、人参、川芎、白术、升麻、黄芪、羌活、甘草、陈皮等。其中除川芎、羌活外，均为李氏善用的补中益气汤的组成药物。说明尽管用来治疗妇科病症，但李氏之治疗原则仍以补中益气升阳为主。

3. 益气升阳喜用升麻、柴胡

升麻、柴胡等味薄气轻，具有发散上升的作用，是李东垣益气升阳之风药中的代表药。吕光耀等统计了《脾胃论》《内外伤辨惑论》《兰室秘藏》中与脾胃病有关的方剂116首，使用风药者62首，其中有48首单用或共用升麻、柴胡，而二药同用者28首，单用柴胡者8首，单用升麻者12首，据此李东垣喜用风药可见一斑。

风药之中李东垣喜用升麻，世所公认。尹新中认为，李东垣论治脾胃，对脾胃升阳药物的运用独具匠心，其中尤以升麻的运用见长，其用药分量考究，不同方中用量差别可在百倍以上，主次分明，以升柴为主，伍以他药；配伍灵活，注意升散药与补益药的结合，升散药与苦寒药的相须使用，以使升降浮沉之理明。《兰室秘藏》制方280首，有柴胡者竟达130余首，李东垣之乐用柴胡可见一斑。李东垣临床治疗脾胃下陷而气迫于下的血崩证，常用升阳除湿汤救经血之暴崩。因脾胃为血气阴阳之根蒂，治疗当除湿去热，益风气上伸，以胜其湿。升阳除湿汤的组成为当归、独活、蔓荆子、防风、炙甘草、升麻、柴胡、藁本、羌活、苍术、黄芪等，其中升麻能升能散，能补能缓，以升阳明之气，而且能祛风胜湿；柴胡性苦平、气味俱轻，能升少阳清气。本方于补气升阳中加补血药，重视风药之品的使用，此李东垣处方用药的特点之一，盖风药具升提作用，能治脾胃气下陷所引起的湿。

李东垣虽喜用升柴但并不滥用，如其他风药一样，告诫人们"如病去，勿再服，以诸风之药，损人元气而益其病故也"。

4. 擅用活血化瘀药

李东垣在其诸多著作中载有自创方共300余首，其中以活血化瘀为主或兼有活血化瘀功效者80余方，约占总数的1/4，共使用活血化瘀药35味，足见其对活血化瘀药的运用颇具心得。丁刚采用中药使用频次方法统计分析了李东垣使用活血化瘀药的特点，发现李东垣《脾胃方》中应用活血化瘀法的方剂有85首，所用活血药共12味，频次为222次，其中当归使用频次列第一，为115次。而李氏在妇科疾病中应用活血化瘀药，亦是独具匠心，广泛而有法度，颇具特色。如四物汤加味治疗血虚血瘀之"血枯经绝""妇人血积"等，方中加用三棱、莪术、干漆破瘀、消积，攻补兼施，养血而不留瘀，消瘀而不伤正；对于寒凝血瘀之妇人经闭、血积、经水不适的治疗，常用当归、全蝎、地龙、三棱、干漆化瘀通络破结；气滞血瘀之妇人痛经均以当归、全蝎、红花活血化瘀；郁火邪毒内结，损伤血络而致妇人崩漏诸证，多用生地黄、桃仁、牡丹皮凉血活血。李东垣运用活血化瘀药之多，自制活血化瘀法之众，确属前人之未有，对发展血瘀学说功不可没。

临床医生该如何理性看待金元医学流派之分

山西中医学院中西医结合医院　张英栋

引子：

一斑窥豹，一叶知秋。

但理性地认识豹，不可凭一斑。客观地了解秋，不可仅凭一叶。谈到一叶，还有一个成语，叫作一叶障目。

一叶障目，查询其解释，得：眼睛被一片树叶挡住，指看不到事物的全貌。比喻不能够认清根本问题。

认识某个事物，都是从一叶、一斑开始的。但是要认清某个事物，仅靠一叶、一斑是不行的。

本文举的还是一斑、一叶的例子，希望透过这个局部，能帮助大家认识整体（真正认识整体，需要从高度、宽度、深度诸方面来认识，本文旨在抛砖引玉）。

一、李东垣重脾胃而非专脾胃

李东垣在《兰室秘藏·治惊论》中说："外物惊，宜镇心，以黄连安神丸，若气动所惊，宜寒水石安神丸，大忌防风丸治风，辛温之药必杀人，何也？辛，散浮。温热者，火也，能令母实，助风之气盛，皆杀人也。"

小儿急惊风，李东垣认为是"惊生火，火生风，风火相煽"，不主张用辛温升散之药，如误用辛温升浮等药，就会助风火上煽，心火亢盛，肝风内动。小儿心神脆弱，易于受惊，因惊而生火聚痰，不能安睡，口窜头摇，口燥心烦，大便青绿，小便短赤，脉数，指纹青紫等。

从这些我们能看出什么？

李东垣没有拘执于风药，没有拘执于脾胃、阴火、内伤，没有成竹在胸，而是见病知源，临证察机，治病求于本。

二、用细节还原普济消毒饮

以下文字出于《东垣试效方》，《古今医案按》中也有类似记载，文末有出入，后者为"若大便秘者，加大黄共为细末"。

"时毒……泰和二年……四月，民多疫疠。初憎寒体重，次得头面肿盛、目不能开、上喘咽喉不利，舌干口燥。俗云，大头天行。亲戚不相访问，如染之多不救。张县丞始亦得此病，至此病至五六日。医以承气加蓝根下之，稍缓。翌日其病如故，下之又缓。终莫能愈，渐至危笃……请（东垣）治……曰：夫人半身以上，天之气也；半身以下，地之气也。此邪热客于心肺间，上攻头目，面为肿盛。以承气汤下之。泻胃中之实热，是诛罚无过，殊不知毒气结于上焦也。遂处方，用黄芩、黄连，味苦寒，泻心肺间热，以为君。橘红苦平、玄参苦寒、生甘草甘寒，泻火补气，以为臣。连翘、牛蒡子与薄荷叶，苦辛平；板蓝根味苦寒；马勃、白僵蚕味苦平，散肿消毒定喘，以为佐。升麻、柴胡苦平，行少阳阳明二经不得伸。桔梗味辛温，为舟楫，不令下行。"

"共为细末，半用汤调，时时服之。半蜜为丸，噙化之，服尽良愈。……往者不可追，来者犹可及。凡他所有病者，皆书方以贴之，全活甚重。时人皆曰：此方天人所制。遂刊于石，以传永久。"

看完这段文字，我们需要回答，中医治病吗？

还需要回答，李东垣制此方，是为治人，还是治病，还是治疗时令，还是治症状，还是都治呢？

还需要回答，东垣此方的原用法我们看明白了吗？"时时服"和"噙化"是为了什么？

还需要回答，这个病案能体现内外伤辨吗？能体现脾胃论吗？如果不能，能体现的是什么？

三、摘下流派眼镜，还原大家高度

《素问玄机原病式》中热类、吐下霍乱条中有如此论述：

"大凡治病必求所在，病在上者治其上，病在下者治其下，中外脏腑经络皆然。病气，热则除其热，寒则退其寒，六气同法。泻实补虚，除邪养正，平则守常，医之道也！"

这段话分三部分。

第一部分求病"所在"，也就是说病根在哪个地方。不是见症治症，而是临证察机，察病"所在"，明白病的机理，才能有的放矢，治起来才能从容不迫、运筹帷幄。

第二部分"热则除其热，寒则退其寒……"，这里大家注意，不是一概寒凉，不是一味寒凉，而是该怎么样怎么样，治病需要"活泼泼地"，机圆法活，是随时观察人的变化，根据人的变化来调整，而不能拘执，胶柱鼓瑟。刘河间见到的病人火热的多，但不是都是火热的；刘河间强调火热，是因为当时多数医生都固执地认火为寒，是在纠偏。说白了，刘河间之所以成为大家，是因为他是一个讲理的医生。从幼年起，他便"耽嗜医书"，有济世活人之志，且通过长期读书探索和实践观察逐步认识到，要想达到"济世愈疾"的目的，首先必须掌握并熟悉医学理论，打破一般医生只重实践，不问医理，墨守成规，不图进取，"多赖祖名，倚约旧方"，"但求其末，不求其本"的世俗习惯；并从中深深领悟出，需要从根本上下功夫，于是勤奋钻研《内经》一书。"朝勤夕思，手不释卷，三五年间，废寝忘食"。他从二十五岁开始研读《素问》，"日夜不辍，殆至六旬"。正是由于他不囿世俗，苦心孤诣，才终成一代大家。

第三部分"泻实补虚，除邪养正，平则守常，医之道也"，讲了医之道，是"平"和"常"，泻实、补虚、除邪、养正都是手段，"平"和"常"才是目的。一个"医之道也"，将大家和医匠区分了开来。医是道，做医生是要求"道"的，而不只是"赖祖名、倚旧方"，只重实践，不问

临床医生该如何理性看待金元医学流派之分

医理，墨守成规。

如果我们能从"道"的高度和深度去理解刘河间，便不会把他只和"寒凉派"连在一起了。

四、从"通郁"法眼解防风通圣

刘完素在其著作中不止一次指出："阳气怫郁，不能通畅，则为热也。"阳气为"正"常，正常的秩序被"郁"，不通畅，则变为热"邪"。深入分析后可以得出，正邪是在动态地转化着的，而"郁"与"通"在其中起着关键的作用——郁则正向邪转化，通则邪向正转化。

刘河间时代，热邪表现较多，于是刘河间得出了"阳气怫郁……则为热也"的结论，把这句话按照因时因地因人而异的原则，推演开来，照样可以说得通，如果我们讲"阳气郁闭……则为寒也"，用这句来分析临床见症，难道就错了吗？如果我们继续推演，讲"正气郁……则为邪也"，也没有错吧？通过这样的深入思考、分析、推演，我们是否可以得出这样的结论，讲刘河间是寒凉派，是知标不知本的肤浅之见，刘河间的核心思想在"推陈致新，不使少有怫郁"，只是刘河间所处之世，火热之证多，于是寒凉之用似乎略多，于是被人误解为寒凉派。实际上，"通郁"才是刘河间的学术精髓。

同理，张从正时代，所见之邪实者多，多以"攻邪之法"纠偏，实质也是"通"。再深入一步讲，张元素、李东垣，何尝不是在治疗人体之不通，只是所见之症，以不足之人为多，于是主要通过调补"脏腑""脾胃"纠"内伤"之偏求通罢了。

如此来看，"更上一层楼，各家本无殊"——寒导致的不通，热之就可以通，不可误认为此医家就是火神派；热导致的不通，寒之就可以通，不可误认为此医家就是寒凉派；邪实导致的不通，攻之就可以通，不可误认为此医家只识攻邪；正虚导致的不通，补之就可以通，不可误认为此医家只会治疗内伤……更广地推演：不会出汗导致的不通，恢复正常出汗就是通，不可误认为此医家就只懂汗；二便不畅导致的不通，恢复正常二便就是通,不可误认为此医家就只懂下;只要有不正常都会导致不通,"恢复正常"就是通,至此医家便都没有了门派……笔者提出的广汗法,广下法,广通法,一个广字,人体的正常、健康都包含了进去,便没有了偏颇。将恢复和保持人体的正常、健康,作为医生的责任,何偏之有?

继续回到刘河间的时代来谈河间学说,落实到防风通圣散来看刘河间"推陈致新,不使少有怫郁"的思想是如何具体实现的。

郁有表里之分,热郁于表者,用辛凉之药以发之,辛温之品以佐之;热郁于里者,用苦寒之品以清之,用攻下之品以通之。将热邪经口鼻、皮肤、前阴、后阴等排出体外,这些实质都是在"给邪出路"。

谈到给邪出路,刘河间还很看重六一散的应用。"甘草甘能缓急,湿能润燥;滑石淡能利窍,滑能通利;葱辛甘微寒;豉咸寒润燥。皆散结、缓急、润燥、除热之物,因热服之,因热而玄府郁结宣通,而怫热无由再作……"后世多认为六一散是使热从小便而去。而刘河间认为六一散"因热服之……玄府郁结宣通,而怫热无由再作",这属于刘河间的创见,值得重视。刘河间不仅有六一散,即使是在防风通圣散中,剂量最大的也还是六一散这两味药,可见刘河间对于六一散的偏爱。

对表实热证的治疗,刘河间在辛温之药中加以寒药。他说:"且如一切怫热郁结者,不必止以辛甘热药能开发之……夫辛甘热药能发散者,以力强开冲也,然发之不开者,病热转加也……是故善用之者,须加寒药。"(其实有两法,一是瞄准时机,强力开冲,可以迅速扭转病势;二才是加入寒凉药,以求稳妥。刘河间的时代,河间之法后者为多,而当今之时,笔者认为前者使用的概率更多)麻黄、防风、荆芥、生姜、薄荷、石膏的选用即是这种思想的体现。前四味辛温发散,后两味辛凉发散,六药合用,表热可有出路。

对于里实热的治疗,大黄味苦性寒,为荡涤肠胃、推陈致新之要药;芒硝咸寒,善于解热散结;生甘草固护胃气,三药合用,成调胃承气汤的格局,使肠胃之火有出路。

对于胸膈未成实之热,以栀子、黄芩、连翘苦寒而清之,加上桔梗而宣胸膈之热，四药合用，使胸膈之热得以上下分消，无碍中焦气机。

在通郁散结的同时，刘河间不忘体内新秩序的建设。热邪易伤人之气液，且热邪在随汗下而解的同时，也会损伤人体气液，刘河间在分消热邪的同时积极培健中宫，养阴养血，体现在：①以白术健脾、生甘草润燥，二者合用，共成健脾和胃之功。"神机为根在于中，故食入于胃而脾为之变磨，布化五味以养五脏之气，而营养百骸，固其根本，则胃中水谷润泽而已，亦不可水湿过于不及，犹地之旱涝也，故五脏六腑，四肢百骸受气皆在脾胃，土湿润而已。"②以当归、川芎、芍药属养血和血之品，机体得当归、芍药滋养而虚火自灭，得川芎行血而郁结自开。诚如刘完素所说："又宜养血益阴，其热自愈，此所谓不治而治也。"

一句"固其根本"，一句"不治而治"，刘河间的境界得到了具体体现，在防风通圣散这样的攻邪名方中也能读到刘河间不仅重术、更重道的医道内涵，可知刘河间真不愧为金元四大家之首。

防风通圣散，既注重从不同的途径分消邪气，又注重培护人体正气。既注重从气分清其热，健其脾胃，又注重从血分泻其热，养其阴血。既注重分消热邪，又注重维护气机的平衡……通过巧妙的药物配伍，通调全身气机，周身畅通无阻，"不使少有怫郁"。当代医家冉雪峰在《冉氏方剂学》中指出："按此方刘完素用治风热壅盛，表里三焦皆实等证。查此方为通表通里，和气和血，调整二便，疏利三焦之方。药味虽多，秩然不紊，如韩侯将兵，多多益善……"

刘完素这种通调全身气机的思想对后世医家影响甚深，朱震亨受其影响，临证上特别注重郁，只是临证见到的情况与刘河间不同，于是创越鞠丸治疗他所见到的郁证。

清代王泰林《王旭高医书六种·退思集类方歌注》评价此方曰："此即凉膈散变法，去竹叶、白蜜，而加发表之气血药。荆、防、麻黄、薄荷，发汗而散热搜风，栀子、滑石、硝、黄，利便而降火行水，芩、桔、石膏清肺泻胃，川芎、归、芍养血补肝，连翘散气聚血凝，甘、术能补中燥湿，生姜通彻表里。汗不伤表，下不伤里，名曰通圣，极言其用之效耳。

此为表里、气血、三焦通治之剂。"

秦伯未《谦斋医学讲稿》评价此方曰："防风通圣散治疗寒热、目赤、鼻塞、口干、咳嗽、咽喉不利、便秘溲赤等证。用麻、防、荆、薄、桔梗宣肺散风；芩、栀、翘、膏、滑石清里热，硝、黄泻实通便；又因饥饱劳役，气血拂郁，加入归、芍、芎、术、甘草等调肝健脾。此方用药较多，牵涉面较广，总的说来，也是以祛除表里之邪为目的。所以双解不等于和解，和解是双方兼顾，重在邪正，双解则着重在清除表里之邪。虽然防风通圣散亦用调气养血的药，但主力仍在散风、清热、通便。"

《素问玄机原病式》中指出："一切佛热郁结者，不必止以辛甘热药能开发也，如石膏、滑石、甘草、葱、豉之类寒药，皆能开发郁结。以其本热，故得寒则散也。""如世以甘草、滑石、葱、豉寒药发散甚妙。是以甘草甘能缓急，湿能润燥；滑石淡能利窍，滑能通利；葱辛甘微寒；豉咸寒润燥。皆散结、缓急、润燥、除热之物。因热服之，因热而玄府郁结宣通，而佛热无由再作，病势虽甚而不得顿愈者，亦获小效而无加害尔。此方散结，无问上下中外，但有益而无损矣。散结之方，何必辛热而已耶！"

攻邪，散结，通郁，气血……刘河间创此方，或者说推广此方原意如何，已经难知，但是一定不仅仅是寒凉这个概念可以囊括，寒凉是偏的，但是"疏其血气令条达"之通是不偏的。

五、攻邪派的"脾胃论"

张子和是河间学派的优秀传人，在其《儒门事亲》杂记九门中，有这样的论述：

"胃为水谷之海，不可虚怯，虚怯则百邪皆入矣。或思荤茹，虽与病相反，亦令少食，图引浆粥，此权变之道也。若专以淡粥责之，则病患不悦而食减，久则病增损命，世俗误人矣。"

张子和，后世人称"攻下派"，将"汗吐下"法的应用推到极致，如果不细细学习，很少有人能读到张子和对于脾胃的这段论述。

临床医生该如何理性看待金元医学流派之分

"胃为水谷之海，不可虚怯，虚怯则百邪皆入矣。"这句话出于张子和的论述，但其确实真真的"脾胃论"。不得不让我们怀疑后人的概念化是多么的糟糕。

笔者有一个思考，提出来与大家探讨：能够经历历史的考验，流传后世的大家，一定是不偏的。如果别人看他偏，只有一个可能，是自己的眼睛有问题。

在前面那段话里，不仅能看到张子和的不偏，更能看到张子和的细腻，与大刀阔斧的攻邪印象迥然不同——病家想吃一些对病不好的食物，也让他少吃，不可走极端，少吃一点可以引导进食那些该吃的东西，这是权衡后的选择，不可固执。如果一味让病人吃淡粥，病患不悦而食减，久则病增损命，世俗误人矣。

医疗的过程是动态地权衡利弊的过程，不仅要管病人的身体，更要关注病人的心理。

张子和短短的"脾胃论"，让我想到了很多。也让我坚信，戴人定非孟浪之徒。

目前，学习张从正攻邪法而有心得，学习刘河间"病机气宜"论与通郁之法而有心得的，都很少，这都是过于重视方药而轻视理法造成的，希望更多的人回到中医正道上来。

六、客观认识前人，提升自身境界

王好古在《此事难知》卷下中有这样公允的论述：

"近世论医，有主河间刘氏者，有主易州张氏者。盖张氏用药，依准四时阴阳升降而增损之，正《内经》四气调神之义，医而不知此，是妄行也；刘氏用药，务在推陈致新，不使少有怫郁，正造化新新不停之义，医而不知此，是无术也。然而主张氏者，或未尽张氏之妙，则瞑眩之药，终莫敢投，致失机后时而不救者多矣；主刘氏者，未悉刘氏之蕴，则劫效目前，阴损正气，遗祸于后日者多矣！能用二家之长，而无二家之弊，则治法其庶几乎！"

作为易水学派的杰出传人，王好古给我们留下这段平心之论。也许我们可以思考，为什么王好古可以杰出，留芳于后世，是不是和他这种客观、理性的思维有关呢？

刘河间年长于张元素，在他有生之年，医名要盛于张元素。作为一个做学问的人，他是有一点学者的脾气的，但是他真正了解到张元素学问的过人之处后，也表现得非常大度。可以说，真正的学者都是尊重真理的。承认别人的长处，不是说自己不行，而是能够更客观理性地认识自身的优势和不足，给自己未来的成长更多的空间。

刘河间和张元素都是开一代风气之先的大家。如果不经过深究，后学者很容易将他们置于水火不容的位置，但事实上他们的学问是交叉的，有很多的事实说明他们是互相尊重的，他们是在互相切磋的过程中不断实现各自的进步。作为后学，我们不仅要学习他们的学问，更要学习他们对待真理的态度。或者说，只有拥有大家那样的态度，才有可能有大家那样的成就。

"有容乃大"。大家之大，在于他不偏，而是对于中医学体系，或者说对于整个天地人有自己的系统思考。后人视之以偏，偏的是后人，而不是大家本身。

我们一起来看一下王好古对河间学派的评价："刘氏用药，务在推陈致新，不使少有怫郁，正造化新新不停之义……或未尽张氏之妙，则瞑眩之药，终莫敢投，致失机后时而不救者多矣；主刘氏者，未悉刘氏之蕴，则劫效目前，阴损正气，遗祸于后日者多矣！能用二家之长，而无二家之弊，则治法其庶几乎！"从文字中可以提炼出三点来讨论：①刘河间的核心思想在通，手段在不使少有怫郁，通过通的手段来打破现有的病态秩序；②如果学习张元素能尽张氏之妙，则瞑眩之药是敢投的，这样可以抓住治疗疾病的有利时机，积极地治病；③如果学习刘河间能学到精髓，就不会劫效目前，阴损正气，学得越深入越会注意人体正气，最终的效果要靠关注人来实现，这正合《内经》"大毒治病，十去其六"之意。

在治人与治病间权衡，在速效与长效间权衡，在用术与用道间权衡，在破坏与建设间权衡……真正的大家都不会固执己见，墨守成规，反而会从善如流，见贤思齐。学习大家，要学其全，而不能学其偏。

在对《内经》中原则的补充和完善中，后世的大家能流传后世的，是一些"偏见"。如果不懂得还原到历史的本来面目去学习他们，我们就不具备成为大家的前提。

历史上，党同伐异者有，但不免被后人讥笑为"盲人摸象"，也不可能成为大家。只有和而不同，谦虚地对待别人的观点，对于古人、洋人、今人、自己，都疑而后信，才是理性的、客观的态度，才有可能成为大家。

七、古人不偏，我亦不偏

大家对我诊疗风格的印象是什么？

概念化的印象多数是靠不住的……

山东某医看完我的《银屑病经方治疗心法》一书，认同理论，然后认为我所凭的，不就是一个麻黄吗？于是觉得自己学会了。其妻银屑病，以麻黄为主，用了2月治好了，就更觉得自己学得很好了。其幼女银屑病，依旧照着葫芦画瓢，每剂麻黄20～30g，剂剂不离麻黄……他还是中医吗？中医的方药使用有这么硬套的吗？结果治疗3月，越治越重。

我提的是法，是人体的理；是得病的道理，是见病知源；是知道病怎么来的，然后让病原路返回，让身体恢复和保持健康。这是简单的一方一药，或者数方数药可以概括的吗？

治疗不是执方欲加，而是理之所至效之必至，是指给患者康庄大道，让他走向健康。同时指给自己和同道道路，让我们帮着患者去把握方向。

方和药物是什么？只是应急之用，只是治疗的佐助，医生是教练，是帮着患者了解健康、学会健康生活的。从这个角度来讲，医生也是治疗的佐助，或者叫"拐棍"。真正的健康，需要帮着患者自己找回人体自愈的能力。

以下举两个案例来说明治疗中药物的作用，同时希望说明，每个成功的医生，都必须是全面的，或者是正在向全面努力着的。

每个人可以有自己擅长的方面，但是不能离开中医的通则。有一些病只能攻，一些病只能补，一些病可攻可补。第三个方面才是自选题发挥的时候，前两场都是必答题，比的是我们对于中医的功夫，而不是灵感；比的是根本性的准则，而不是创新和擅长。

接下来讲这两个病案：

第一个如下，先看一段患儿母亲写下的记录。

2013年12月，孩子扁桃体发炎，发烧同时伴随全身点滴状银屑病。先在皮肤科就诊，医生开了复方甘草酸苷胶囊、疗癣卡西甫丸，以及一种含激素的药膏。口服阿奇霉素1周后无效，又输了另一种不过敏的消炎药1周，仍然无效。我们决定去看中医。

中医皮肤科开了草药（方子：野菊花15g，土茯苓10g，白花蛇舌草15g……），因孩子一直嗓子红又开了点舌丸，同时还有两种药膏要混在一起用，这些药还挺见效，治到2014年3月底，除小腿还有少量红疹外，其余地方的皮损都消失了，只留了些白印。因为小腿上的红疹一直不好，就换了另一个皮肤科专家。

谁知以清热凉血为方向治疗1个月病反而越来越重，我们只好换回原来的皮肤科大夫，但吃了原先的药也不行了，孩子的病一直在发展……

以下是治疗实录。

廖某，女，12岁，2014年7月3日就诊时是"大红脸"，小腿上满布皮损，厚度超过5毫米；服药18剂后，面部皮疹已经全部消失，小腿上有一多半的面积已经恢复正常的出汗状态。回顾她的治疗过程，笔者感慨，中医药的效果竟然有这么快。

患者2013年冬发病，疗效不佳，吃过羚羊角粉、露蜂房。1个月前接触笔者提倡的广汗法后欲来就诊，遂遵医嘱停用所有内服外用药物后，皮损越来越厚，小腿最为严重。素体出汗尚可，容易扁桃腺发炎。来诊时左关细弦滑，右关细缓，舌尖红，舌下淡暗、略瘀。

诊断为银屑病，辨证为腠理郁闭严重，内有郁火上犯，处方桂枝茯苓丸合气通道方（气通道方为小柴胡汤和桂枝汤合方），7剂。外用润燥止痒方合桂枝茯苓外洗方，无感温度泡洗，干燥处外涂复方蛇脂软膏。

2014 年 7 月 10 日二诊：出汗变好，面部皮疹减轻明显。左关细弦，右关缓滑，舌尖红，苔薄白腻，舌下淡。喉咙无不适（证明服上药未上火），小腿皮疹最厚，重度斑块，大便偏干。

诸诊合参可知，火郁于上、郁于表，根源在整体的气血不足、不通，需要旺盛气血，使气血趋于下、趋于里而不再郁滞。治以笔者自拟的旺盛气血方。

黄芪 240g，制附子 30g，姜半夏 15g，干姜 30g，桂枝 90g，茯苓 12g，桃仁 12g，牡丹皮 12g，赤芍 12g，柴胡 48g，黄芩 18g，党参 18g，石斛 120g，远志 90g，川牛膝 90g，生甘草 18g，生姜 18g，大枣 20g。3 剂。第 1 剂服 4 次，第 2 剂服 2 次，第 3 剂 1 次服下（即顿服）。外用同前。

此方为桂枝茯苓丸、小柴胡汤、桂枝汤、四神煎、四逆汤合方，传统理论认为附子与半夏为反药，笔者反复试用，临床验证此用法有利而无弊。

2014 年 7 月 17 日三诊：面部皮损几乎消失，小腿出汗明显变薄，肥厚皮损中央已经完全变平，仅留一个"堤坝"，大便已不干（素偏干）。舌苔薄腻，舌下红（由淡变红为气血变旺）。

继用上方，加入散结之药水蛭 1g，炮山甲珠 1g，全蝎 2g。4 剂，第 1 剂服 4 次，第 2 剂服 3 次，第 3 剂服 2 次，第 4 剂顿服，嘱边喝药边喝温酒。

疗效如此迅捷，笔者在病历上写下"重剂反药可散结"。

2014 年 7 月 24 日四诊：诸症均好，小腿捂的少，出汗不好，嘱一定要加强小腿的出汗训练。停用外洗，口服药减力，一为向"候气来复"转变，再者为攻散余结。

治以散结四神煎，药用鳖甲 12g，生姜 12g，黄芪 240g，石斛 120g，远志 90g，川牛膝 90g。4 剂。1 日服 1 次，前 2 天日服 1 剂，第 3 天日服 2 剂。（文中所用口服药均为免煎颗粒剂，一共服药 18 剂，服用 17 天）

之后每周复诊 1 次，停药观察，积极进行广汗法训练。诸症向好。

如此肥厚银屑病，可以在 3 周内获效，主要力量应该在二诊、三诊的 7 剂药，不能不对方药的作用做一解析。

一是反药不是禁区。要慎用而非禁用，笔者最初是在特殊病人身上使用，获知安全后慢慢推广，目前已用数百人次，均有利无弊。

二是量大不是浪费。很多医生不喜用四神煎之类的大方，觉得价格会贵，病人吃起来容易有反应。实际上，吃得少就能有效，很快完成攻坚后停用，反而便宜。且治病怕没有反应，如服用四神煎后大便稀但不难受，以及因药量大而引起的涌吐，但吐完精神很好，这都是"给邪出路"的好反应。

三是治病重在扭转局面。这样会给患者信心，为后续的治疗提供良好的氛围；于是体壮而病坚时，在辨识阴阳的方向后，不妨试用复方大量。治人重在重建秩序，不能完全依赖药物，"候气来复"应该是中医治疗一个很重要的原则。所谓"治病当论药物，急重宜猛攻；治人当论习性，康复需缓调"。

最后需要说的一点是，要想真正治好病、甚至不再复发，不是医生可以左右的事，而是患者自己说了算的。中医讲究"见病知源"，知道病的来路，找到适合自己的方案，就可以让它回头，也可以让病不再来。为此，笔者特别重视患者自身认识水平的提升。

第二个病例如下：

有个姓麻的小女孩儿，7 岁。她是我见过的银屑病患者中最快乐的，来就诊就像走亲戚串门一样，总能表现出压抑不住的兴奋。

她姐姐银屑病严重，经笔者治疗后临床治愈。她舅舅由于 2 年夜班工作之后越来越怕冷，进而出现银屑病，在笔者指导下，换掉夜班工作，用了麻桂剂，很短的时间便临床治愈。小姑娘是他家第三个来就诊的。

有了前面两个治疗的成功案例，加上无忧无虑的天性，便让她表现出就诊时的欢乐。

以下是她的治疗实录，并没有连续服药，一切都那么轻松，但结果很好，于是笔者在她的病历结尾处，写下了"轻描淡写可见功"。

2013 年 10 月 21 日初诊：出现皮屑 1 周，睡觉喜俯卧、会磨牙。左脉细弦，右脉细滑，舌下瘀，舌尖红，舌苔薄白腻。只开了外用药，嘱咐看吃饭如何。

处方：鸡内金 15g，生白术 30g，桂枝 30g，甘草 30g。7 剂，药液与体温相当时泡浴。

隔了很久，2014 年 1 月 6 日二诊：精神、睡觉正常，大便稍干，每天 1 ~ 2 次，但晨起上完厕所后肚子疼；食差，舌下暗红，舌尖红，苔薄腻。

处方：保和丸加味方（木香 6g，连翘 30g，焦山楂 15g，茯苓 12g，焦神曲 15g，砂仁 6g，莱菔子 12g，陈皮 12g，姜半夏 12g），神曲加为 45g，焦山楂加为 30g。5 剂。嘱不必急着吃药，也不必急着就诊。

2014 年 1 月 20 日三诊：出汗好，四肢均可出汗，肚子不疼。大腿后部有散在斑块状皮损，干；额前、脸上皮肤干。平时不喜上火，舌苔薄，舌下淡红。左脉细，右脉滑。

嘱设法适当多出汗。处方桂枝汤免煎颗粒 15 剂（桂枝、赤芍、生姜各 12g，甘草 8g，大枣 15g），外涂食用橄榄油。

2014 年 2 月 18 日四诊：腿上、胳膊上有新皮损。补诉发病经历"先是不想吃饭，后来脸色发黑，最后出疹子"。左关细弦，右关细缓，舌下暗瘀，舌苔薄。精神、睡觉好，吃饭不好，大便日 1 ~ 2 次。嘱咐加强出汗，注意胳膊、腿上的出汗情况。

处方：三棱 12g，莪术 12g，鸡内金 15g，枳壳 10g。7 剂。嘱连续服用，服完马上就诊。

2014 年 2 月 27 日五诊：吃饭仍不太好，左关细，右关细滑，舌苔薄腻，舌下淡。

处方：莪术 12g，鸡内金 15g，枳壳 10g，炮山甲珠 1g。7 剂。高粱饴，每天吃 3 块。

2014 年 3 月 10 日六诊：吃饭不主动，精神、睡觉好。左关细弦，右关细滑，舌苔薄白腻，舌下淡、瘀。

处方：桂枝 6g，赤芍 6g，甘草 9g，生姜 9g，大枣 9g，鸡内金 6g，炮山甲珠 1g。7 剂。高粱饴，每天吃 3 块。

2014 年 3 月 20 日七诊：皮损减轻，食欲佳，左关细弦，右关细缓滑，舌苔白腻，舌下淡暗。处方桂枝茯苓丸方免煎颗粒（桂枝 90g，茯苓、赤芍、牡丹皮、桃仁各 12g），6 剂。

2014 年 4 月 10 日八诊：皮损减轻，左关细，右关滑有力，嗓子略有不适。处方桂枝茯苓丸方，加淡竹叶 3g，白花蛇舌草 24g。6 剂。

2014 年 5 月 15 日九诊：出汗可，皮损全无。吃饭、睡觉、大便可，左关细，右关缓，舌根略腻，舌下淡暗。嘱保持大便日 1 ~ 2 次。

处方：平胃散（苍术、厚朴、甘草各 6g，陈皮 12g，鸡内金 12g）。5 剂。嘱慢慢吃药，关注饮食、大便和出汗情况，不必急诊。

数月后随访，一切正常，嘱服鸡内金 3g，红糖少许善后。

以上是该患儿的治疗实录。处方为温通的桂枝类方及调理脾胃的简单方药。治好这个病是靠这些简单的方药有一搭没一搭地吃吗？笔者认为不全是。患儿的痊愈一是靠亲属成功治疗，患者建立起来的信念。二是靠医者重视脾胃、重视整体健康的理念。三才是方药的作用。

中间皮损的增减，和季节、气候都有关联，守住脾胃，落实正汗，终会收功。病不急，治也需要缓。这种情况下，医生和患者都能够认同并且落实"轻描淡写"的治疗，可能才是最佳的方案。本案可为注脚。

通过以上两个病案，希望大家能看到，治疗方法的选择是客观的，是有其必然性的，不是凭医生主观能够决定的。也就是说，医生需要尽量全面，学习古人的时候也一定要记住：每个大家都是全面的，我们不能带着概念化的标签去学习他们。

八、结语

概念化是靠不住的，如何让各家学派互相促进，共同发展，笔者思考多年，可以归结为 3 点，即如何理性地对待历代大家的理论之偏和实践之全；如何让争辩由概念之争向实践完善转变；如何寻找新的高度让不同的观点变得统一。

1. 理论之争是苍白的，临证之树常青

能传世的每一个临床大家的实践都是圆活而全面的，不会拘执，否则不可能成为大家；而其理论多为纠偏而作，过正才可矫枉，所以从理论来看他们好像是偏的，而实质却不然。如何理性地对待理论之偏与实践之全的矛盾、统一呢？下面以金元四大家为例来说明理论与实践的差异。

刘河间立论主寒凉。而实践中"对附子、干姜之类的温热药物不是拒绝使用的。后世有人对他的《黄帝素问宣明论方》中记载的350首处方进行了统计、分析，发现其中使用寒凉药物的比例不过只占到1/6左右，而对附子、官桂、细辛、肉豆蔻等温热药的使用却为数众多，且颇具心得"。

张子和立论主攻邪。而实践中"并不反对正确进补。他说：'凡病人虚劳，多日无力，别无热证，宜补之。'在《儒门事亲》卷十二的171首处方中，具有进补功能的处方计51首，占内服处方总数的1/3；在卷十五的273首处方中，具有进补功能的处方计58首，占内服处方总数的1/3。他还搜集、总结、创造出大量的食补处方，如生藕汁治消渴、粳米粥断痢、冰蜜水止脏毒下血、猪蹄汤通乳等"。

李东垣立论主补土。而实践中"在脏腑标本、寒热虚实的辨证中……创造出许多对后世影响重大的祛邪良方。在他的著作中，治疗湿热下注的凉血地黄汤、治疗咽喉肿痛的桔梗汤、治疗心胸热郁的黄连清膈丸等，显然都不是以补脾为主的。在他的学说中，补与清、补与消、补与下不是绝对的对立，而是在'和'的基础上彼中含我、我中有你……"。

朱丹溪立论主滋阴。而实践中"从未废弃对温热药物的辨证应用。他主张以气、血、痰、郁、火论治，辨虚实顺逆，寒热往复，在很大程度上中和了攻、补两大学说的精华。在《宋元明清名医类案正编·朱丹溪医案》一书所治之病的117案中，涉及的处方为54则，药物94味，其中寒凉药物的比例是有限的，而热、温成分的药物却占有相当大的比例"。（以上引文均出自温长路《我说中医》一书）

每一个医家都会在《内经》中吸取营养，但其观点不同、甚至相反，原因是《内经》作为一部论文集其本身就有很多自相矛盾之处。理论的争辩围绕实际的话，可以使临证方向更明确，也可以使学问做得更严谨、使视野更开阔。但理论的争辩脱离临床实践的话，就会流于空泛而显得苍白。

中医学对人体长寿以及衰老的论述极为丰富，如《黄帝内经》的肾精、气血说；《华氏中藏经》的阳气衰惫说；《千金翼方》的心力减退说；《养老奉亲书》的脾胃虚弱说；《寿亲养老新书》的气滞而馁说；《徐氏医书八种》的元气不足、阴虚生火说等，均未能脱离"虚损"之范畴。颜德馨先生结合50年的临床实践，1980年初提出"人体衰老的本质在于气虚血瘀"新学说（见于《中国百年百名中医临床家丛书·颜德馨》一书）。这种理论是在临证实践的基础上提炼出来的，如果囿于既有的理论，只在故纸堆里找依据，怕是难有这样理论上的突破的。

2. 争辩应避免概念的皮相之争

邪是相对于正提出来的，正是气血流通的正常状态，邪为不正的状态，也叫作病态。

对于邪正的理论核心，笔者反复思考的结果为：偏离正常为邪，正的时候不会生病，只有邪了才会生病，治病就是由不正"复正"——即攻邪（攻邪之邪为导致气血不正的原因推测）。

体虚导致的不正状态，谓之"虚邪"。虽然体质较虚，但是不正的状态也需要调整以致"复正"，"复正"就是对不正（邪）状态的破坏，此即"攻邪"，因此有了"补虚为复正，虚人可攻邪"的提法。

进入笔者的语境，才能领会笔者基于邪正理论治法的真意，才有资格讨论笔者所讲的邪正理论的正误。

如果没有读懂笔者所讲的邪正的真实含义，而是用另一套概念中的邪正意义来判断笔者的理论与治法，无异于用做面包的规范来判断做包子的流程。判断制作包子流程的正误只能用制作包子的规范，否则只会"关公战秦琼""鸡同鸭讲"，让争辩陷入无益的口舌之争。读懂别人的言论才有辩驳的资格，针对只言片语、断章取义式的争论，于中医理论和实践的发展都毫无用处。

中医界没有纯粹的基础理论，基础理论和临床理论是密不可分的。所以为了防止争辩重复于概念的皮相之争，必须强调理论对于实践的指导，不能指导实践的理论是没有价值的，不能启发治疗思路转变的理论争辩也是没有价值的。

比如攻补，一般会认为有特定的攻邪和补正的药物，附子、大黄为传统意义上的攻邪之药，而黄芪、芍药等为传统意义上的补药。有很多临床家认为用附子、大黄小剂为通，大剂为攻；而用黄芪、芍药同样是小剂为补，大剂为通。如此看来，攻补之药传统意义上势如水火的界限，离开具体的患者来分析，实际上意义并不太大。

3. 更上一层楼，各家并无殊

在为高建忠《临证传心与诊余静思》一书所做的跋中笔者写下这样一段话："……攻击是否在一个适当的位置？如果有所偏，应该及时调整，此所谓'攻击宜详审，正气须保护'之意。有病就是身体偏了，没有矫枉过正的过程，就不会有复正的结果，但是纠偏可以，一定要明白你的最终目的是中，而不是过，所谓'执中以纠偏'是也……对于每个人治疗风格的形成：我认为不当有褒贬之主观先见。李东垣临证如此，张子和临证如彼，是因为所面对的患者不同……'一类患者一类医'，在不断的磨合中，大浪淘沙，医生形成了自己的风格，这种风格会吸引、吸纳一类患者，这些患者又反过来强化了医者的风格，但同时却在滤掉另一类患者……想成为大医者，必须有更宽的胸襟、更高的视角。"

流派不同是可以的，但一定要对各自观点的差异做客观的分析。各个流派一定要意识到自己是偏的，切勿将在适合自己的患者群中得到的部分真理放大成绝对真理，这样就可以对别人的观点更加宽容。理性地对待自身之偏，理性地对待他人之偏，理性地对待古人之偏……临证中执中以纠偏，在适合于自身之偏的患者群中要积极地发扬这种偏，让疗效向极致攀登；在不适合自身之偏的患者群中，要勇于承认自身之短，在别人的观点中寻找有益的启示，不断地减少自身的临证盲点。

要宽容地对待不同的观点，这样才可以保持思维的宽度，在临证中面对疑难病时才可以有更多的思路；要尽量提升思维的高度，让不同的观点在新的高度上各自安于适当的位置，而不必互相攻讦。

从更高的层面来观察，各家的观点其实并没有什么根本上的不同。其差异源于各自实践的局限，是"盲人摸象"时摸到的位置不同导致的。更高的层面可以对不同角度一览无余，这样各家的观点就有了统一的可能。

"会当凌绝顶，一览众山小"，用于学术进步的描述上是很恰当的，不断地面对"一山过后一山拦"的困惑，不断地进行"更上一层楼"式的攀岩，当站在一个更高的位置回望时，你会发现所有不同的流派所述的主旨并没有本质的不同，概念化的流派之分很多时候是靠不住的。

外感内伤矛盾，引发金元争鸣

河北省中医药科学院　曹东义

中医流派纷呈，盛开于金元，其争鸣的本质是外感与内伤杂病之间错综复杂的关系。从《内经》、张仲景时代到两宋时代，中医对外感热病、伤寒的研究逐渐深入，既有完整的理论体系，又有丰富的治疗方药，常被借用到内科杂病的诊治之中。

"辛温解表难用"是河间学派崛起的原因，此后扩展到杂病领域。由于外感病多用汗吐下攻邪，或以清热解毒取效，内科杂病的热证、实证，借用此类治法常可"其效如神"，而内伤虚损患者误用此类方法，则"多致伐人生气，败人元阳，杀人于冥冥之中"（《景岳全书》），此乃易水学派与河间论争的原因所在。

李东垣重视温补脾胃，善用升阳益气治法，影响深远。朱丹溪、薛立斋、赵献可、张景岳、李中梓等遥承易水，创论肾命阴阳水火，以"先后天之本论"完善了虚损病机。

虚人可患外感，外感热病也可在高热之时"突变虚寒转为内伤"，这就是祝味菊、章次公、杨麦青、李士懋等近现代中医名家以回阳救逆治法，取得意外疗效的原因。古为今用，把外感热病理论整合起来具有重要意义。笔者用"病似河流，证如舟，系列方药像码头"概括病证方药的关系，既有利于整合伤寒、温病理论，也为后世学术创新预留足够空间；建立热病指导下的"病证结合分级诊疗体系"，既有利于向世界介绍中医成就，也便于统一中医内部的不同认识，值得进一步深入研究。

一、金元医学的兴起，源于辛温解表难用

金代著名医学家刘完素（公元 1120—1200），字守真，河间人，行医于河间一带，人称刘河间。他是河间寒凉学派的开山，也是金元医学争鸣的第一人。

刘氏所论伤寒，包括一切外感热病，故其立法处方与著书命名，也均以"伤寒"统称，而不细分诸温热之异名。《伤寒直格》云："又春曰温病，夏曰热病，秋曰湿病，冬曰伤寒。伤寒者是随四时天气春温、夏热、秋湿、冬寒为名。以明四时病之微甚，及主疗消息稍有不等，大而言之则一也，非为外伤及内病有此异耳。"

正因为诸外感热病证候上的大同小异，方可用大致相同的方法通治。刘完素说："或有内外诸邪所伤，或因他病变成，或因他人传染，皆能成之。但以分门随证治之耳。经言此六经传授，乃外伤于寒而为热病之大略，主疗之要法也。"

刘氏所云伤寒"因内外诸邪所伤，或因他病变成"的说法，皆前所未闻，似乎已经包括了虚人外感的思想。而以六经辨治百病，则为今人所共知。

刘完素主张伤寒即是热病，治法多施辛凉。他说："寒主闭藏，而腠理闭密，阳气怫郁不能通畅，怫然内作，故身热燥而无汗""非谓伏其寒气而变为热也。"这与北宋韩祗和《伤寒微旨论》主张的"郁阳为患"学说是一致的。但刘氏进一步指出"六经传变，自浅至深，皆是热证，非有阴寒之病"，自成一家之说。他认为张仲景之伤寒与《内经》热病，是一病二名。遵《内经》，伤寒即热病；从张仲景，热病即伤寒。刘氏云："其伤寒热病本未身凉不渴，小便不黄，脉不数者，未之有也。"认为张仲景之四逆汤为救误治伤阳而设，所以三阴证中有用诸承气汤下热之说。刘氏阐发三阴病也是热证，实前所未闻。

刘氏在治疗伤寒病时，虽未废张仲景麻桂之方，但已明示辛凉清解更切于临床应用。此外，他还吸取了庞安常《伤寒总病论》、朱肱《南阳活人

书》在麻桂方中加寒凉药物，变辛温为辛凉的治法，他在"伤寒表证当用麻黄汤发汗"条下，进一步指出："不若通用天水散，或双解散之类甚佳，无使药不中病益加害也。白虎合凉膈散乃调理伤寒之上药，伤风甚妙。"

刘氏又云："凡伤寒疫疠之病，何以别之？盖脉不浮者传染也。设若以热药解表，不惟不解，其病反甚而危殆矣。"他自制清解之方，忌辛温发汗，倡辛凉清解，旗帜鲜明，对后世有较深的影响。

对两感伤寒和伤寒热极将死，阴气衰残的病证，刘氏提出："宜以凉膈散或黄连解毒汤养阴退阳，蓄热渐以宣散，则心胸复暖，脉渐以生。"《伤寒论》中以护阴慎汗、急下存阴为保存阴液的法则，尚未明言养阴，刘氏"养阴退阳"法的提出，对后世温病学应用养阴清热诸法，当有所启发。

赵嗣真《活人释疑》认为，伤寒病伏邪化热，"即变之后，不得复言其为寒也"。用药治疗，也因为"寒温热三者之殊，则用药冷热之品味判然矣"。赵氏此论，与刘完素主寒凉，有异曲同工之妙。

二、张子和提出辛凉发汗法，为后世开一扇窗

《儒门事亲》云："解利伤寒、温湿热病，治法有二。天下少事之时，人多静逸，乐而不劳，诸静属阴，虽用温剂解表发汗，亦可获愈。及天下多故之时，荧惑失常，师旅数兴，饥馑相继，赋役既多，火化大扰属阳，内火即动，外火又侵，医者不达时变，犹用辛温，兹不近人情也。止可用刘河间辛凉之剂，三日以里之证，十全八九。予用此药四十余年，解利伤寒、温热、中暑伏热，莫知其数，非为炫也，将以证后人之误用药者也。"

张氏这段论述认为"乱世"当用辛凉，与韩祗和所论治世当用寒凉之剂，似乎两相悖谬，但他们都强调自己所处的时代，当远辛温而用辛凉。

张子和还第一次明确指出，寒凉清解之药亦可致汗解表。他说："世俗只知惟温热者可为汗药，岂知寒凉亦能汗也。"寒凉能清解郁热，使阴阳和利，故能汗出而愈。

可以说，外感热病经过宋代的蓬勃发展，到金代刘完素、张子和之时，不仅有了辛凉解表方药，而且已经形成了辛凉解表法。这对明清温病

外感内伤矛盾，引发金元争鸣

学辛凉透解治法的提出，具有启发意义。

《四库全书提要·医家类》云："儒之门户分于宋，医之门户分于金元。"《王祎忠文集》称："张洁古、刘守真、张子和、李明之四人者作，医道于是乎中兴。"任应秋先生对此观点深为赞赏，他说："子和传守真之学，明之传洁古之学，则四人者实即是易水学派、河间学派的师承授受。乃后人竟去元素，列入丹溪。谓为金元四大家，实不如王氏识得当时演变的大体。"（见任应秋点校《医学启源》）

李经纬在《中国古代医学史略》对金元医学争鸣在中医学发展中所起的推动作用，给予很高的评价其曰："唐宋之前，医学领域虽然也有在认识上和学术理论上的不同见解，但基本不存在学术派别和学派争鸣。"

金元时期"这种学术、学派之间的争鸣论辩，促进了中医学的发展，丰富了中医学理论宝库，从而也提高了治病防病能力，在推动我国医学的进步上起到了积极的作用"。

前人对这两大学派的认识主要是河间学派力倡火热病机、用药偏于寒凉；易水学派注重脏腑病机尤其是脾胃学说，功在温补。若详细考辨其学说、学派的形成及其在历史上的功过得失，还必须做更深入的工作。

三、金元医学争鸣的本质，是内伤如何借用外感治法

河间学派是金元医学争鸣的开山，其从外邪立论，深入研究运气火热病机。认为火热为病最多，而时人执《局方》香燥方药疗病和以温热药治疗外感热病，为害甚大，因而倡导火热病机，自制双解散、凉膈散等辛凉散邪之方，大兴于世。

张子和受刘河间从外邪立论和寒凉祛邪思想的影响，主张"百病皆邪"，以汗吐下三法"攻邪已病"。刘张学说盛行之后，学其方者往往疏于辨证，再加上其学说本身的某些缺陷，蒙害者不在少数。

张仲景《伤寒论》问世之后，外感热病六经辨证体系引起人们广泛重视，伤寒学说日益繁荣。而杂病证治在金元之前尚未形成一种被普遍接受的辨治体系。四时外感伤寒热病与杂病在证候、病机方面的重叠和交叉，

为杂病借用外感病辨治方法提供了现实可能性。

"仲景伤寒为百病立法"为今人所熟知，但杂病之中有以邪气盛为主的实证、热证，也有以内伤正气为主的虚证、寒证，更有虚实错杂存在的病证。虚人外感和外感病失治误治而伤正的情况，也非常多见。

平人外感多为实证、热证，治法多用寒凉泻邪。所以，杂病借用外感治法，用之得当"其效如神"；虚人寒证，用之失当"多致伐人生气，败人元阳，杀人于冥冥之中"（见《景岳全书》）。

有感于杂病辨治体系的薄弱，以及借用外感方法辨治杂病易成误治，张元素提倡脏腑经络辨证以论治各种杂病，对各脏腑经络标本寒热虚实病证各施以相应药物，并发明引经报使学说，使治疗措施更具有针对性，注重药物的升降浮沉属性以调整脏腑气机的升降出入。

李东垣详辨外感与内伤，提出不可以外感法治内伤不足之证。在杂病证治中，尤其注重脾胃在人体生理病理方面的重要作用，提出"内伤脾胃百病由生"的学说，治疗善于升阳益气。

王好古、罗天益俱能秉承师说，各有创见。后世内伤杂病学说日臻成熟，薛己从脾肾入手，调治各种内伤虚证，颇得后世称赞，赵献可独倡命门水火之说，张介宾善于培肾固本，使易水学派所创内伤杂病学说更加丰富，对后世产生了巨大影响。杂病辨治体系至此已具规模。

四、易水学派从治杂病起家，功在补益虚损

张元素倡导脏腑辨证，善调气机升降。以六经辨证和汗吐下等方法辨治四时伤寒热病，在金元之前甚为盛行，已成为不可疑议的规范，杂病辨治借用外感方法的现象十分普遍。自河间寒凉祛邪学说流行之后，滥用寒凉攻邪伤人正气的弊害也很多见。张元素有感于此提出"运气不齐，古今异轨，古方今病不相能也"，并积极探索杂病辨治理论与方药。

脏腑经络辨证的具体内容已散见于《素问》《灵枢》，以及历代医籍之中，《千金方》《小儿药证直诀》等虽有所论述，但均未放在重要位置。张洁古《医学启源》开篇即将先贤有关脏腑经络病证的论述及《主治备要》

列于卷首，使脏腑经络病候与治疗方法统一起来，使脏腑辨证初具系统。张氏还在《脏腑标本寒热虚实用药式》中，以脏腑为本，经络为标，各分其寒热虚实病证，用"泻子""补母"等治法归类药物，第一次使脏腑经络辨证成为可以直接指导临床治疗的系统理法方药，为杂病辨治体系的形成奠立了基础。他在论"制方（剂）法"时指出，"识病之标本脏腑，寒热虚实，微甚缓急，而用其药之气味，随其证而制方也"，是独具创见。

《素问》《灵枢》论饮食水谷之五味与脏腑的关系而不具方药，《神农本草经》论药物性味主治而不与脏腑经络相联系，张元素在他所倡导的脏腑辨证理论指导下，将药物性味与脏腑经络有机地结合起来，发明了归经和引经报使学说，使脏腑辨证在处方用药时更具有针对性。张元素认为，不仅人体的脏腑功能具有升降出入的气机运动，药物在体内代谢时也有升降浮沉的作用趋向，并且同一植物的不同药用部分及不同加工炮制方法，均可改变或影响其原有的升降浮沉与归经属性。一个方剂的主导治疗作用可受归经属性强的药物影响，改变其原有归经倾向，即所谓引经药的使用。所有这些都可因势利导，调整因病而失常的脏腑气机，使之恢复正常的功能状态，使脏腑经络辨证体系更加完善，对后世影响极为深远，李时珍谓其"《灵》《素》以下，一人而矣"，充分肯定了张氏的突出贡献。

张元素《医学启源》云："胃者人之根本，胃气壮则五脏六腑皆壮。"此说既强调人体正气在发病方面的重要作用，也为李东垣"脾胃内伤百病由生"的学说奠立了基础。张元素所创制的枳术丸虽从张仲景《金匮要略》枳术汤化裁而来，但其主旨却明显不同，张仲景枳术汤中枳实之用量倍于白术，意在以攻为主；张元素枳术丸中白术倍于枳实，"本意不取其食速化，但令人胃气强不复伤也"。并用荷叶升胃中清气，烧饭为丸"与白术协力，滋养谷气而补，令胃厚，再不至内伤，其利广矣，大矣"！李东垣对此至为推崇，在《内外伤辨惑论》中演为数方，治食积伤胃，虚中杂实之证，极尽变化。罗天益及后世医家也以之作为一种法则加以继承。《张氏医通》认为枳术汤与枳术丸"二方各有深意，不可移易"。是为真知。

张元素对肾与命门的重视，对后世医家也有深远的影响。他说："肾者，精气之舍，性命之根。……肾气绝，则不尽天命而死也""肾本无实，不可泻""命门为相火之原，天地之始，藏精，生血，降则为漏，升则为铅，主三焦元气。"张元素认为肾是性命的根本，命门是相火、三焦元气的根本，"天地之始"，即阴阳之根，此与明代赵献可所论肾与命门是人身之太极的学说有着学术上的继承关系。

五、李东垣详辨内伤外感，治多升阳益气

李东垣撰《内外伤辨惑论》一篇，以正世人用药之误。后又著《脾胃论》阐发其内伤病机学说，从外感论及杂病。

李东垣《内外伤辨》云："概其外伤风寒六淫客邪，皆有余之病，当泻不当补；饮食失节，中气不足之病，当补不当泻。举世医者，皆以饮食失节，劳役所伤，中气不足当补之证，认为外感风寒有余客邪之病，重泻其表，使荣卫之气外绝，其死只在旬日之间。所谓差之毫厘，谬以千里，可不详辨乎？"

其所谓内伤，主要指"饮食失节、中气不足"，对其他虚损则少有论述，这是因为李东垣认为"《内经》悉言人以胃气为本"。

李杲认为人体正气虽然有种种不同名称与功能，但都依赖胃中水谷之气的充养，胃气充实则五脏六腑皆壮，人即不病，反之则百病由生，故独重脾胃之气。

李东垣说："夫元气、谷气、荣气、清气、卫气、生发诸阳上升之气，此六者，皆饮食入胃，谷气上行，胃气之异名，其实一也。既脾胃有伤，则中气不足，中气不足则六腑阳气皆绝于外。故经言五脏之气已绝于外者，是六腑之元气病也。气伤脏乃病，脏病则形乃应，是五脏六腑真气皆不足也。"

李氏认为元气、荣卫之气等都是胃中水谷精气在不同部位的分布，故都是"胃气之异名，其实一也"。脾胃气虚可以引起一系列的虚损不足病证，也可因元气、荣卫之气等卫外正气的不足成为虚人外感。纯虚无邪的内伤和以虚为主所导致的外感，其治疗都应以扶助脾胃正气为主。

补中益气汤虽然为内伤不足，中气虚弱而设，然而内伤之人，最易感受外邪。《内外伤辨》云："脾胃一虚，肺气先绝""其心肺无有禀受，皮肤间无阳，失其荣卫之外护。"这种内伤之人，一旦有非时之气，或劳累汗出当风，极易患外感之病。所以补中益气汤中药味"须用黄芪最多，人参、甘草次之。脾胃一虚，肺气先绝，故用黄芪以益皮毛而闭腠理，不令自汗，损其元气"。再加白术、当归益其气血，"必加升麻、柴胡以引之，引黄芪、人参、甘草甘温之气味上升，能补卫气之散解，而实其表也"。

可见虽名为补中益气汤，其补益卫表正气之药占有很大比重。《丹溪心法》玉屏风散用白术二两、黄芪、防风各一两，立意也为补中益气。补中益气汤虽无防风疏表散邪，但有柴胡、升麻之辛凉解表药物，也具益气解表之功。

张仲景桂枝汤中用芍药、大枣、甘草，治伤寒中风表虚自汗者；又能用于荣卫不合常自汗出之内伤杂证；桂枝汤加饴糖、倍芍药变成小建中汤，成为治疗虚损的基础方剂，可知中气与表阳卫气有着密切的关系。

补中益气汤能治疗内伤虚损，也可用于虚人外感。李杲为补中益气汤所立的"四时用药加减法"，其中既有外感，也有杂病，但用之最适宜的病证皆为虚人。此与刘河间、张子和借用外感寒凉祛邪治法治疗杂病的实热证，所治多愈的道理十分相似。

外感热病与内伤杂病之间有着如此错综复杂的关系，李东垣虽辨之于前，其词不达意，言犹未尽者，尚须后人深入探索。但自李东垣倡导"内伤脾胃，百病由生"学说之后，内伤在杂病辨治中的重要性，引起了人们的普遍关注，后世杂病辨治体系和内伤学说的发展，无不与易水学家开创性的研究有关，其发凡起例之功不可不表。

六、后世遥承易水，重视虚损病机

李东垣对内伤虚损在杂病辨治中重要意义的论述，启发了后世学者，其未涉足的领域又成了后世学者着力开拓的课题。

罗天益宗守师说，善治内伤杂病；《卫生宝鉴》提出"脾胃一衰，何病不起"的著名论断。其论春服宣泻之弊，指出无病之人，服药追求长生，往往适得其反，而伤人正气，误人性命；把"泻火伤胃""下多亡阴""汗多亡阳"等内容，概括为"药物永鉴"，置之卷首，以警当世。其余部分如名方类集、药类法象、医验纪述，也多阐发易水学派杂病诊治经验，尤其是内伤杂病的学术见解，所述治验，多为补偏救误的验案，足资后世医家借鉴。

朱丹溪阐发相火易动、肾阴易亏的病机，成为补阴学说的先声。

远绍易水，内因立论，是后世温补学派的共同特点。薛立斋为明代医学大家，他上宗张元素、李东垣之说，旁参朱丹溪之论，学法张仲景、钱乙，常以补中益气汤、六味地黄丸、八味地黄丸等治疗内伤虚损为主的杂病，取得了很好的疗效。《薛氏医案》三千余例病案，病证涉及几十种，多为脾胃亏损之证，兼有命门、元气、肺肝不足所致之证。常以补虚扶正收功，验案传法，深得后世称道，影响甚深。

赵献可著《医贯》，引易入医，阐发命门乃人身之太极，以易学的"先天""后天"学说概括肾命与脾胃的关系等学术主张，是赵氏平生医易汇通的突出成就。他以真水真火立论，认为命门为人身之太极，内含水火。此中水火强盛平秘，人即安和无病，一有偏盛偏衰便成病证。治疗上为求水火平衡，强调通过补肾中水火，达到平衡，而不能泻水火致平秘。因其从内伤不足立论，故多虚损之证，而无外感邪实之证。

张景岳也从人体正气立论，作"大宝论""真阴论"制左归丸、右归丸、左归饮、右归饮，纯补无泻，使内伤虚损病机证治更加丰富完善。后人或有非议，关键在于杂病有虚有实，有寒有热，有虚实寒热错杂存在等复杂情况，临床治病只要辨证准确无误，真识得虚实寒热各有多少，必不误袭刘河间、张子和之说，也不会滥用李东垣，张介宾之方。

总之，内伤虚损学说的研究，在金元时期得到了很快的发展，首先由张元素脏腑辨证开创，再由李东垣重视脾胃、补中益气阐发，成为易水学派的主要特色。河间、易水学派的学说，在元代传到江南，由罗太无整合之后，传授给朱丹溪，在治疗杂病的虚损病机方面逐渐丰富。薛立斋、赵

外感内伤矛盾，引发金元争鸣

献可、张景岳、李中梓阐发肾命学说，把虚损病机由独重脾胃，扩展为重视脾肾，这是一个不断发展、逐渐完善的过程。

七、三阴证的形成有内在规律

宋金之前的伤寒学家，对张仲景三阳经实证热证论述、阐发较多，对三阴证治研究较少。伤寒有无阴证，张仲景三阴病篇所述病证的实质是什么，这是历代学者争论的一个主要课题。如前所述，伤寒是四时外感热病的总称，是一类病而不是一个病，六经辨证要包容所有外感热病的证候，并能反映其演变过程，是一个十分复杂的问题。张仲景《伤寒论》吸收了《素问》《难经》有关学术理论，结合自己丰富的临证经验，使六经辨证克服了《素问·热论》"日传一经"、有实热无虚寒、三日前后分汗下等缺点，使六经辨治的内容空前丰富，基本上满足了指导临床诊治的需要。

王好古有感于伤寒阳证易辨易治，阴证伤寒难辨难治的情况，吸收张仲景、韩祗和、张元素、朱肱、许叔微等前贤有关学术经验，结合自己的临证体会，深入探讨，著成第一部专论阴证伤寒的著作《阴证略例》，指出了阴证伤寒的病因，其证候的轻重"在人本气虚实之所得耳"。本气实者可不患病；因单衣、劳汗当风，卫表失固邪气因虚而入，其证较轻；正气本虚又空腹饮冷，外感阴寒邪气，邪气入里直中三阴而为阴证；正气严重虚损的人，易招致外感，证候危重甚至"不可治"，原因在于"内已伏阴"。

"内已伏阴"之说，强调了正气在发病及预后中的重要作用。故临证之际对虚人外感，必须预为顾护，防其证候恶化，变为不救。

叶天士论外感邪气深传入里，证候则较危重，即《外感温热论》所云："若其人肾水素亏，虽未及肾，先自彷徨矣。……当先安未受邪之地。"叶氏注重阴虚外感，王好古强调"内已伏阴"，证虽不同，其因虚人立论却有异曲同工之妙。

八、"突变虚寒，转为内伤"，常人难识

笔者认为，张仲景三阴证反映了外感热病"突变虚寒，转为内伤"

的复杂病机，使外感与内伤互相影响。这个问题历代有所探索，认识不断加深。

张仲景《伤寒论》与《温病学》除了解表上有辛温与辛凉的差异外，还存在"三阴死证"的不同。结合临床所见，温病、热病后期，都可以出现阳气衰微的危险证候，也就是张仲景所说的由阳证转为阴证。

疾病由阳热亢盛之证突然转化为虚寒，是一个翻天覆地的转化，我们称之为"突变虚寒转为内伤"，这就需要引起临床工作者的重视，不能一成不变地看待外感热病，不能只想到"存阴液"，更不能只知道有"灰中有火"的告诫，而不了解还有阳证转阴的突变，一切应当根据临床症候的实际情况，辨证论治。只有这样，才能发挥中医的特色，才能取得良好的治疗效果。很多人不了解这个"突变"，不敢应用回阳救逆的方药，造成了难以挽回的后果，这个教训是十分沉痛的，后面我们还要展开来论述其经验教训。

现代医学所说的感染性休克，以及传染病后期循环、呼吸衰竭的有关学说，也印证了中医外感热病理论辨证论治特色的真实性、正确性。因此，热病极盛之后，可以转为阳气衰微的里虚寒证，临床上是经常可以见到的，张仲景三阴死证温里回阳救逆之法不可丢，章次公先生用六神丸抢救患者也是此意。

外感与内伤病证之间没有不可逾越的鸿沟，外感可以转为内伤。张仲景《伤寒论》的许多方药，都被借用在《金匮要略》之中，可以说明这一点。桂枝汤倍芍药加饴糖，就变成了在内伤杂病之中常用的小建中汤，桂枝汤的许多加味方剂都是内科杂病的良方。补中益气汤虽然是治疗中气虚损的常用方剂，其四时加减法，有许多都是治疗四季的外感病。因此说，外感、内伤其证候是可以互相转化的，它们之间存在着密不可分的联系，而不是永不调和、互相对立的东西。

素有气虚的人外感之后，初期就可以根据症候表现加用益气扶正的药物；入里不恶寒之后，虽有发热，也不应当过度使用大剂苦寒清热药物。李东垣所倡导的"甘温除大热"，其治疗的指征，针对的病机应当属于虚损，甚至有某些虚寒的表现。

如 SARS 病人，后期出现"呼吸窘迫"，死后尸检为"大白肺"，水液痰浊渗出很多，称为肺透明膜病变。肺的水液哪里来得？肺为水之上源，宗气、肺气不利，水泛高原，水气凌心，心阳衰微，或许因此而造成不救。当时的病人大多已经没有了高热，阳气衰微已甚，理当急救回阳，益气行水，化瘀去痰，或许能救病人于万一。此时，再顾及"灰中有火"，不敢回阳救逆，就可能坐失良机。

祝味菊、章次公、李士懋等近贤，善用附子等方药治疗外感热病的危证，也是把这些危证作为损证进行救治的。

1992 年，杨麦青著《伤寒论现代临床研究》一书，由中国中医药出版社出版。杨先生 1960 年 11 月至 1961 年 2 月与老中医合作，在中国医科大学儿科病房用《伤寒论》的方药治疗小儿肺炎 116 例，同时以温病法治疗 25 例做对照，都取得了很好的疗效，而伤寒法疗效更为突出。他又于 1983 年 9 月至 1984 年 4 月与他人合作，在沈阳市传染病医院，用伤寒法治疗流行性出血热 112 例，也取得了非常好的疗效。笔者得见杨先生此书，深为折服；此后屡次获得杨先生指教，并赐大作《杨麦青伤寒金匮教学文集》（2004 年 7 月著），得知其对伤寒学说研究有日，对张仲景之学深有造诣。因此，笔者更坚信《伤寒论》不可偏废，张仲景之方并未过时，治疗 SARS、禽流感等新旧瘟疫，应当从中借法。

九、面向未来，阐明病证与方药的关系

研究古人的学说为的是未来的发展，《内经》热病、张仲景伤寒、清代温病，在证候上基本相似，都是论述以发热为主要证候的疾病，包括了现代大部分传染性、感染性疾病，其理论存在着共性，有统一起来的可能。统一起来，有利于学术传承，有利提高疗效。

外感热病是一个过程，《素问·热论》、张仲景、叶天士、吴鞠通都试图把握它们的变化规律。六经、卫气营血、三焦辨证，都是分阶段治疗。

实际上，热病既有阶段，也有瞬间的状态，这瞬间的状态就是证候。

阶段是有限的，而瞬间的状态是无限的。这就如同线段与点的关系，线段是由无数个点组成的。这些点是不停变化的，像九曲黄河水流上的小舟，我们不能刻舟求剑式地希望舟不动，证不变。我们的治疗，都是对应着一定的点，也就是病人相对稳定的证候。对应得越准确，治疗效果就越好。

所以历代医家都在总结，都在找点（证候）。把张仲景对于外感热病认识的示意图折叠起来，稍加整理，就可以看出人体在外感热病过程中的阴阳之气的变化、转归，大热的时候，进行治疗有可能会出现"脉静身凉"，豁然而愈的过程；也可以逐渐转化，由阳证逐渐转为阴证"突变虚寒，转为内伤"，阴损及阳，阴竭阳脱，阴阳离绝而死。

温病学派认为，温病初期可以有恶寒，与张仲景所说的"狭义温病"初起不恶寒不同，认为温病恶寒很轻，不妨使用辛凉解表治疗；温病整个病程之中都以阳热伤阴为主，可以见到热邪内陷，闭阻窍道，或者出现出疹发斑，高热惊风，而很少提及阴证，也许战汗前后可以见到"寒象"，只是阳气内伏的外在假象，所以不能使用热药，更不需回阳。所以其对外感热病的后期会出现阳气衰竭的危重症候缺乏认识；其对于外感热病，总结出许多很有疗效的新的治疗经验，发展了张仲景的学术思想。

只是病证的"重复"受着许多因素的影响，比如致病因素、患者体质、年龄、季节、气候、饮食、性格、社会环境等，其重复出来的症候就会有所不同，差异性也就表现出来，治疗措施也会因此而有所变化，这就是中医辨证论治思想的意义所在。这是非常客观的、辨证的思想方法，是正确认识疾病、正确治疗疾病的先进原则，是人类的宝贵财富。

病证结合，就是阶段与瞬间的有机结合，是线段与点的结合，也是河流与舟的结合，结合得好就能比较理想地帮助患者恢复健康；结合不好，就可能影响、阻碍患者恢复健康。为此，笔者在《热病新论》概括为"病如河流，证像舟，系列方药似码头"。中医对于外感热病的治疗，就是帮助"无论在何处进入河流的患者"尽快上岸，既不要耽搁太久，也不要触礁沉没。

因此，笔者试图建立"外感发热类疾病病证结合的分级诊治体系"，来包容古人的认识经验，并且为后来的探索留下足够的空间，使人类对于外感热病的认识不断深化、治疗措施不断完善，而不是永远停留在某一水平上。所以，新的外感热病理论体系，是一个开放系统，一个不断发展完善的系统。它不取消经典，而是让人们站在一个全新的立场上，重新认识经典、发展经典。

笔者认为，外感发热类疾病统一辨证，可以粗略地分为五级病证结合的诊治体系，第一级的病就是热病，它包括所有以发热为主要表现的疾病。第二级的病，根据古人认识的不同，分成广义伤寒、广义瘟疫、广义温病三大体系。第三级体系的病，包括以六经、三焦、卫气营血和邪伏膜原概括出来的病。第四级是用治法概括的病证。第五级是古人有效方剂认识、概括的疾病。笔者试图用这样一个大筐，囊括所有符合体系的古今认识，并为未来预留空间，可以在各个不同的级别上发挥、创新。

东垣学说如何解，积术丸中有奥旨

山西中医学院　高建忠

一、积术丸治疗饮食内伤

李东垣立论，从"论阴证阳证"开始，提出临证当明辨内伤、外感，"所谓差之毫厘，谬以千里，可不详辨乎"？进一步接以"饮食劳倦论"，指出内伤病的发生是因为饮食、劳倦损伤胃气，阴火内生。"苟饮食失节，寒温不适，则脾胃乃伤；喜怒忧恐，劳役过度，而损耗元气。既脾胃虚衰，元气不足，而心火独盛，心火者，阴火也……火与元气不能两立，一胜则一负。"内伤病的治疗当以补中、升阳、泻阴火为大法。"惟当以甘温之剂，补其中，升其阳，甘寒以泻其火则愈。"方药接以补中益气汤及"四时用药加减法"。（见《内外伤辨惑论》）

补中益气汤为治疗内伤脾胃的代表方剂。

读《丹溪心法》，至"内伤五十三"，开篇即言"东垣内外伤辨甚详，世之病此者为多"。而引起笔者注意的是"附方"中附以两方：补中益气汤和积术丸。

内伤之下附以补中益气汤当在意料之中。而在补中益气汤之外，既没有选用清暑益气汤、升阳益气汤、沉香温胃丸，也没有选用补脾胃泻阴火升阳汤、升阳散火汤、葛花解酲汤等方，而单单选用了积术丸方。为什么？

补中益气汤侧重于治疗劳倦内伤，积术丸侧重于治疗饮食内伤。积术丸与补中益气汤共同构建起李东垣内伤脾胃学说的方药体系。朱丹溪可谓知东垣者。

二、枳术丸出处

枳术丸出自李东垣《内外伤辨惑论》，其载："易水张先生枳术丸：治痞，消食，强胃。白术二两，枳实（麸炒黄色，去穰）一两。右同为极细末，荷叶裹烧饭为丸，如梧桐子大，每服五十丸，多用白汤下，无时。"

枳术丸为张元素"课徒"之方。

《内外伤辨惑论·卷下》载："易水张先生，尝戒不可用峻利食药，食药下咽，未至药丸施化，其标皮之力始开，便言空快也，所伤之物已去；若更待一两时辰许，药尽化开，其峻利药必有情性，病去之后，脾胃安得不损乎？脾胃既损，是真气元气败坏，促人之寿。当时说下一药，枳实一两，麸炒黄色为度，白术二两，只此二味，荷叶裹烧饭为丸。以白术苦甘温，其甘温补脾胃之元气，其苦味除胃中之湿热，利腰脐间血，故先补脾胃之弱，过于枳实克化之药一倍。枳实味苦寒，泄心下痞闷，消化胃中所伤。此一药下胃，其所伤不能即去，须待一两时辰许，食则消化，是先补其虚，而后化其所伤，则不峻利矣。当是之时，未悟用荷叶烧饭为丸之理，老年味之始得，可谓神奇矣。荷叶之一物，中央空虚，象震卦之体。震者，动也，人感之生足少阳甲胆也；甲胆者风也，生化万物之根蒂也……荷叶之体，生于水土之下，出于秽污之中，而不为秽污所染，挺然独立。其色青，形乃空，青而象风木者也。食药感此气之化，胃气何由不上升乎？其主意用此一味为引用，可谓远识深虑，合于道者也。更以烧饭和药，与白术协力，滋养谷气而补令胃厚，再不至内伤，其利广矣大矣！"

三、枳术丸源于枳术汤

《金匮要略·水气病脉证并治第十四》中有枳术汤"心下坚，大如盘，边如旋盘，水饮所作，枳术汤主之。枳术汤方：枳实七枚，白术二两。上二味，以水五升，煮取三升，分温三服，腹中软即当散也"。

病位在心下，病证为痞积如盘，病机为饮停气滞。治疗以枳实苦泻消痞、降气破积为主，合以白术健脾化饮。

王好古在《阴证略例》中指出："枳术丸：本仲景汤也，易老改丸。治老幼虚弱，食不消，脏腑夹。"

清代医家张璐在《张氏医通》中指出："东垣枳术丸，本仲景枳术汤，至晚年道讲，用荷叶烧饭为丸，取留滓于胃也。太无曰：金匮治水肿心下如盘，故用汤以荡涤之；东垣治脾不健运，故用丸以缓消之。二方各有深意，不可移易。"

可以肯定，枳术丸源于枳术汤。但二方的主治已全然不同。张仲景的枳术汤治饮、治气、治积，而易老的枳术丸治虚、治食、治痞。

四、治疗饮食所伤，贵在强人胃气

治疗饮食所伤，如单纯着眼于邪实，即食积，我们通常会选用平胃散、保和丸、小承气汤或大承气汤等方，"焦四仙"、牵牛子等为常用药物。

显然，枳术丸与上述用药有别，方中重用白术为君，侧重着眼于正气，即"胃气"（脾胃之气）。正如李东垣所说："白术者，本意不取其食速化，但久令人胃气强实，不复伤也""夫内伤用药之大法，所贵服之强人胃气，令胃气益厚，虽猛食、多食、重食而不伤，此能用食药者也。"

治疗的目的不仅仅是"化其食"，更重要的是"不复伤"，此即"易水学派"所倡导的用药境界，即"王道法"之境界。大而言之，医生治病用药的目的不仅仅是缓解眼前之病痛，更重要的是使病人成为一个健康人。

食欲，为人之第一欲望。随着生活条件的改变，饮食结构的变化，饮食所伤致病者日益普遍，很多小儿病、老年病都与饮食所伤有关。李东垣当时即指出："内伤饮食，付药者、受药者，皆以为末细琐事，是以所当重者为轻，利害非细。"时至今日，对内伤饮食病变的认识、对内伤饮食病变的治疗远没有受到医者应有的重视。

方中泻实治痞选用了枳实，消食强胃选用了白术。枳实治痞，为张仲景手法。白术强胃，是张仲景没有用过的。

李东垣此处所谓的胃气是指脾胃之气、中气。李东垣书中脾、胃多互称。

《神农本草经》载"术"有"消食"之功，清代医家张志聪在《本草崇原》中指出："（白术）消食者，助脾土之转运也。"

清代医家黄宫绣在《本草求真》中指出："白术味苦而甘，既能燥湿实脾，复能缓脾生津。且其性最温，服之能健食消谷，为脾脏补气第一要药也……故同枳实则能治痞，同黄芩则能安胎……"

王好古在《汤液本草》"白术"条下写道："洁古又云：非白术不能去湿，非枳实不能消痞。"

张元素在《医学启源》中指出，白术"其用有九"，其中功用之一便是"强脾胃，进饮食"。

总其要言之，白术功在健脾，消食、去湿等功效都是在健脾这一功效上派生出来的。

明代医家张景岳在《景岳全书》中指出："洁古枳术丸以白术为君，脾得其燥所以能健。然佐以枳实，其味苦峻有推墙倒壁之功，此实寓攻于守之剂。惟脾气不清而滞胜者正当用之。若脾气已虚，非所宜也。今人不察，相传为补脾之药而朝吞暮饵，或以小儿瘦弱而制令常服，则适足以伤其气助其瘦耳，用宜酌也。"

按张景岳此说，那"脾气已虚"，该用何药？自然非参（人参或党参）莫属。张景岳在此处引出了人参（党参）与白术之区别。区别何在？一在补脾，一在健脾。

张景岳此论，"惟脾气不清而滞胜者正当用之"，可谓说中要害，有得之言。只是拘于"虚则补之"之思维条框之中，不相信本方有补脾之功，不相信本方常服可用于小儿瘦弱者。

中医临证，需要理法方药。理法方药之上，更需要一种境界，一种认识上的境界。以张景岳为代表的明清"温补学派"，在理法方药方面为中医做出了巨大的贡献。我们在学习其理论和临证的同时，也应该注意到其整体的认识高度。

"虚则补之"，气虚用人参补气，血虚用当归补血，阴虚用熟地黄补阴，阳虚用鹿茸补阳……脾虚补脾，肾虚补肾，心虚补心，肝虚补肝……没有人会怀疑这样做的合理性，中医临床本当如此。

"虚则补之"没有错，但使虚得补可以有两种方法，一种是上述的气虚补气、阴虚补阴之直接补；另一种是解决其引起虚证的原因，促使其自身恢复正常，如气血生化于中焦，我们可以通过调节胃纳脾运来治疗气虚病证、血虚病证。

自然，在认识高度上，后一种治法要高于前一种治法。

说到这里，我们就能明白，人参可以治疗气虚，白术也可以治疗气虚，只是治疗途径有别。枳术丸治痞，也可以"补脾"，瘦弱小儿久服可以开胃健脾长肌肉，只是张景岳不能理解。

五、活用枳术丸治疗饮食内伤

李东垣目睹时医治疗内伤饮食，或以"集香丸、巴豆大热药之类下之"，或用"大黄、牵牛二味大寒药投之"，大便通下而重伤元气，转为虚损，"暗里折人寿数"，提出治疗内伤饮食，当根据所伤之物，分经用药，即"其所伤之物，寒热温凉，生硬柔软，所伤不一，难立定法，只随所伤之物不同，各立治法，临时加减用之"。同时，"更加升发之药，令其元气上升"。治疗的结果是"使生气增益，胃气完复"。

基于"指迷辨惑"之用心，李东垣以枳术丸为主方，"随证立方"，为我们示范了临证如何活用枳术丸治疗内伤饮食。

枳术丸加橘皮为橘皮枳术丸，"治老幼元气虚弱，饮食不消，或脏腑不调，心下痞闷"。并指出"此药久久益胃气，令人不复致伤也"。

枳术丸加神曲、大麦蘖为曲蘖枳术丸，"治为人所勉劝强食之，致心腹满闷不快"。

枳术丸加木香为木香枳术丸，"破滞气，消饮食，开胃进食"。

枳术丸加半夏为半夏枳术丸，"治因冷食内伤"。

枳术丸加黄芩、黄连、大黄、神曲、橘皮为三黄枳术丸，"治伤肉食湿面辛辣厚味之物，填塞闷乱不快"。

枳术丸加神曲、黄芩、莱菔子、红花、白术减半，为除湿益气丸，"治伤湿面，心腹满闷，肢体沉重"。

枳术丸加大黄、神曲、茯苓、黄芩、黄连、泽泻，白术减量，为枳实导滞丸，"治伤湿热之物，不得施化，而作痞满，闷乱不安"。

枳术丸加半夏、神曲、橘皮、黄芩、白矾，白术减量，为白术丸，"治伤豆粉湿面油腻之物"。

尚有只用枳实而不用白术之木香化滞汤、草豆蔻丸、枳实栀子大黄汤等方。

笔者读《内外伤辨惑论》，在读到这一部分内容时，每每叹服金元"易水学派"立方之讲究、用药之细腻。内伤饮食，也许在许多医生笔下仅仅是简单的消食与导滞，而在李东垣笔下竟能变出如此多的方药与证治。枳术丸可加消食药，加理气药，加温中化痰药，加清热燥湿药，加苦寒泻下药，甚至加活血药等。枳术丸或用原方，或白术减量，或不用白术，当然也有不用枳术丸者。

在陈修园著作中，我们读到了传承，读到了规矩；在李东垣著作中，我们读到了革新，读到了方圆。

六、建中汤健脾强胃消食

尝读《医学衷中参西录》，见有张锡纯所拟资生汤一方，"治劳瘵羸弱已甚，饮食减少，喘促咳嗽，身热脉虚数者。亦治女子血枯不月"。在方解中提到：《易》有之'至哉坤元，万物资生'，言土德能生万物也。人之脾胃属土，即一身之坤也，故亦能资生一身。脾胃健壮，多能消化饮食，则全身自然健壮，何曾见有多饮多食，而病劳瘵者哉……此汤用白术以健脾之阳，脾土健壮，自能助胃。山药以滋胃之阴，胃汁充足，自能纳食……鸡内金为鸡之脾胃，中有瓷、石、铜、铁，皆能消化，其善化有形郁积可知。且其性甚和平，兼有以脾胃补脾胃之妙，故能助健补脾胃之药，特立奇功，迥非他药所能及也。方中仅此三味为不可挪移之品。"

白术健脾阳，山药滋胃阴，鸡内金消食健脾。三药组合，能使胃强脾健，饮食增而肌肉长，可谓治虚证之良方。

鉴于当前老百姓的饮食结构与生活方式，体虚之人脾阳不健者多，胃阴不足者少。如果去掉滋胃阴之山药，上方可以"瘦身"为白术、鸡内金两味药。

受此启发，笔者常用白术配鸡内金治疗多种慢性病以及难治病，或作为改善体质之用。甚至于需要使用枳术丸时，如果气滞表现不明显，也通常去枳实而代鸡内金。习用日久，学生每每问及此为何方？答枳术丸似不妥，因很多情况下主治已非枳术丸主治。答资生丸也不妥，因要说清楚需费很多口舌。于是顺口而答：建中汤。

与大、小建中汤没有关系。

建中汤由白术、鸡内金两味药组成，功用健脾强胃消食，用于治疗由脾胃不健所致诸病，以及诸病见有胃纳、脾运不足者。也可作为强体补益之用。大便偏干用生白术，大便偏稀用焦白术。邪实明显可随证加用祛邪药，正虚明显可随证加用补益药。

曾治刘某，男，74岁。2009年10月5日初诊。

"肺癌"术后1月，气短声低，动则喘息，不饥纳少，脘腹痞满，大便多日不行，体瘦，面黄白少泽，双下肢浮肿。舌质淡暗，舌苔薄滑，脉沉细无力。

大病术后，气血阴阳俱显不足，机体呈衰败之象。死执"虚则补之"，勉为进服各种补品、补药，以及静脉滴注各种营养剂，往往成事少而败事多。人赖水谷以生，改善胃纳脾运是当下治疗之急务。治以建中汤开胃运脾，佐以五苓散化饮利水。

处方：生白术30g，鸡内金15g，茯苓12g，猪苓12g，泽泻12g，肉桂（后下）3g。7剂水煎服。

嘱每日1剂，分4次服用。

2009年10月12日二诊：药后纳食稍增，脘腹痞满好转，双下肢浮肿减轻。上方加红参6g。7剂水煎服。

2009年10月19日三诊：诸症明显好转，纳增便畅，双下肢已不浮肿。舌质淡暗，舌苔薄白，脉沉细无力。首方去猪苓、泽泻，加红参9g，炙甘草3g。7剂水煎服。

以上方为基本方，随症加减，连续治疗3月余，诸症已无，生活自理。

按：本案辨证较易，虚证无疑。但选方有难度，大虚之证，如何补？补阴阳，补气血，补脏腑，似乎都可以补，都应该补。从后天之本入手，当属正道。但起手不补先运，先不用四君子汤补气健脾，而是用建中汤运脾开胃，是取效关键。

又治患儿王某，男，6岁。2010年8月27日初诊。

近2年来患儿屡患"扁桃体炎"，反复发热，反复静滴抗生素。近1月即发作2次，本次发作，静滴抗生素7天，昨日停药。

诊见：体瘦，面白，纳差，大便不调，时时清嗓。舌质淡红，舌苔薄白腻，脉细缓。证属脾虚胃弱，邪滞肺系。治以运脾开胃为主，兼清肺系。

处方：生白术9g，鸡内金9g，焦山楂9g，桔梗6g，射干6g，浙贝母6g。7剂，水煎服。

2010年9月3日二诊：患儿已不清嗓，纳食稍有好转。舌苔薄白，脉细缓。继以运脾开胃为治。

处方：生白术12g，鸡内金9g，焦山楂9g。7剂，水煎服。

以上方间断调治4月余，如遇发热，暂时改用他方治疗，患儿发热次数明显减少，纳食好转，体重增加。后患儿每有身体不适，即服用中药治疗，不再使用抗生素。2011年全年只发热2次。

按：笔者调治体弱之患儿，每每使用白术、鸡内金配以焦山楂，药易入口，远期疗效颇佳。

七、金元医学，临证由"用方"转为"用法"

反复品读"金元医学"，对笔者触动最大的是，中医临证由"用方"为主转为"用法"为主。在金元医学众多书籍中，载有看似杂乱无章（与经方比较而言）的许许多多的方剂，足可让读者看得头昏脑乱。但仔细思考，很多时候作者是以方示法，作者呈现给读者的是方，而希望传承给读者的是法。

有众多学者认为，中医临证由"用方"转为"用法"，为临证增加了更多不确定因素，带给中医学的不全是益处，甚至是一种退步。笔者在临证中体会到，"用方"与"用法"各有所长，"用方"是"用法"的基础，"用法"是"用方"的发展。浅而言之，"用方"易而"用法"难；深而言之，"用方"与"用法"都不易，"用方"即"用法"，"用法"即"用方"，因"方"即"法"，"法"即"方"。

历代名医中，善用"法"者不乏其人，叶天士为其中之一。读《临证指南医案》，每案皆为用法，几乎每案都能读到精彩，但又似乎不易明言其精彩之处。

《临证指南医案·肿胀》载一案："赵五四，胸腹胀满，久病痰多。生白术二两，茯苓二两，厚朴一两，肉桂五钱，姜汁丸。《本草》云：厚朴与白术能治虚胀，仿洁古枳术之意也，佐茯苓通胃阳，肉桂入血络，则病邪可却矣。"

如果案中没有明言"仿洁古枳术之意"，我们很难读出本案与枳术丸和枳术汤有关。

"生白术二两，厚朴一两"，两药相伍为"枳术之意"。很明显，叶天士在此处以厚朴易枳实。为什么不用枳实而用厚朴？枳实苦寒而厚朴辛温，枳实治痞而厚朴消胀。本案主症为"胸腹胀满"，而非"心下痞"，且从加用茯苓、肉桂、姜汁可知，本案宜温不宜寒。

那么，本案既非心下痞满，也非食积痞满，为何会想到用枳术丸呢？因病机相类似，都是中虚与邪滞并见，故取用枳术丸消补并用之法。

谈到"虚胀"，我们会想到经方中有一张治疗虚胀的方剂，厚朴生姜半夏甘草人参汤。《伤寒论》66条载："发汗后，腹胀满者，厚朴生姜半夏甘草人参汤主之。"本证中，厚朴配人参治疗虚胀。

上案中治疗虚胀，没有用厚朴配人参，而是用厚朴配白术，为什么？

因为"痰多"，从加用茯苓推测，证中湿阻明显，故不用人参之补脾留湿，而用白术之运脾化湿。

叶天士在处方时，想到的是方，而用到的是法。

八、枳术法治疗气滞而脾不健者

尝读宋代医家许叔微《普济本事方》，见有枳壳散一方："治心下蓄积痞闷，或作痛，多噫败卵气，枳壳散：枳壳（去瓤，锉，麸炒）、白术各半两，香附子一两（麸炒，舂去皮），槟榔三钱。上为细末，每服二钱，米饮调下，日三服，不拘时候。"

本方与枳术丸方似乎没有任何关系。但笔者受此方启发，喜在理气药中加用一味白术，治疗气滞而脾不健者。

治疗杜某，女，32 岁。2011 年 3 月 29 日初诊。

近 1 年来反复"生病"，多方治疗效差。

诊见：脘腹胀满，胸胁不利，时有呃逆、叹息，纳食尚可，大便不调，睡眠欠佳，急躁易怒。舌质淡红，舌苔薄白，脉细弦。证属肝脾气滞，治以疏肝健脾理气为法。

处方：生白术 9g，鸡内金 9g，柴胡 9g，生白芍 9g，枳壳 9g，香附 9g，陈皮 9g，厚朴 9g，枳实 9g，炙甘草 3g。7 剂水煎服。

2011 年 4 月 5 日二诊：药后诸症有所减轻。上方白术、鸡内金改为 12g，去枳实，加合欢花 3g。7 剂水煎服。

上方服后，诸症已不明显。患者常备该方，每有"生气"即自行配服 3 剂，效果明显。

或问：此为何方？答：无方。枳术法而已。

九、枳术法治疗阳痿案

一友人求诊，男，45 岁，近 3 月阳事不举，甚为着急。问诊中，除双下肢困乏外，别无他症。舌质暗红，舌苔白腻，脉细弦。患者应酬较多，善饮酒，喜食肉。初步考虑脾肾有亏，湿热阻滞。治以运脾助阳、祛湿清热、升清降浊为法。

处方：生白术 30g，生薏苡仁 30g，葛根 30g，泽泻 30g，焦山楂 30g，淫羊藿 15g，羌活 9g，蜈蚣 2 条。7 剂，水煎服。

处方开出，是否有效不能肯定，且认为治疗需要一段时间。不期上方服后，竟获痊愈。疗效之好，实出友人与笔者意料之外。友人秘上方，且与他人私授。

上方为随证组合而成，似也可看出枳术丸（法）对笔者组方的影响。

十、枳术法治疗便秘案

陈某，女，31 岁，2013 年 6 月 15 日初诊。

近一年余便秘（大便无力，4～5 日一行），精神欠佳，下肢冷。舌苔白，脉细弦缓。证属脾运不足，阳气虚馁。治以运脾温阳为法。方用枳术丸合麻黄附子细辛汤加减。

处方：生白术 30g，枳实 12g，生麻黄 5g，细辛 3g，淡附片 6g。7 剂，水冲服。

上方连服四周，精神好转，大便正常。

按：便秘，有阴结、阳结之分。"有火者便是阳结，无火者便是阴结。""盖阳结者邪有余，宜攻宜泻者也；阴结者，正不足，宜补宜滋者也。"（《景岳全书·秘结》）理虽如此，但具体到选方用药，则效与不效，常常仅在毫厘之差。

本案当为无火之阴结，宜补宜滋？滋阴、养血明显不宜，补气、补阳是否可行？补中益气汤、肾气丸、理中丸、右归丸等方，是否可用？

笔者取用运脾而非补气，取用温阳而非补阳。所用枳术丸似乎也不是针对饮食所伤，而是着眼于恢复脾运和胃降；所用麻黄附子细辛汤也不是治疗少阴病（或太少合病），而是取其温通、温振阳气之功。

十一、枳术法在老年病治疗中的应用

康某，男，92 岁。2012 年 11 月 4 日初诊。

近一月来精神欠佳，纳食极少，脘腹痞胀，大便不行（服泻药可排出少量大便）。舌质暗红，舌苔黄白欠润，脉细数无力。证属阳虚腑实，治以温阳益气通腑为法。方用四逆加人参汤合大承气汤加减。

处方：淡附片6g，干姜3g，红参5g，生大黄6g，芒硝3g，枳实6g，厚朴6g，鸡内金10g，炙甘草3g。4剂，水冲服。

2012年11月8日二诊：服药期间大便每日一次，精神好转，纳食有增。舌质暗红，舌苔黄白不匀，脉虚弦。上方去红参、芒硝，加生白术20g，鸡内金改为20g。7剂，水冲服。

2012年11月15日三诊：纳食、精神渐好转，大便1～2日一行。舌质暗红，舌苔白欠润，脉虚弦。

处方：生白术30g，鸡内金20g，淡附片6g，干姜3g，枳实12g，茯苓10g，桃仁10g，炙甘草3g。14剂，水冲服。

药后纳食、大便均恢复正常，停药。

按：高龄老人不食不便，精神差，脉见细数无力，当为危重之候。"五脏者，皆秉气于胃。""凡治病，必察其（上）下。"（《素问》）治疗当首先着眼于恢复胃气，使老人能食、能便。

但如何恢复胃气？补气？腑气不降，补气只能助壅助满。通腑？元气不支，通腑极易虚脱元气。

笔者常于此类病证，取用四逆加人参汤温阳益气，合大承气汤通降腑气。腑气通降，随证处方。

首诊治法，为大开大阖，当属"霸道法"（王道法、霸道法不取决于用药剂量）。二诊治法即向"王道法"转变，实为枳术法合四逆法合小承气法，由温阳益气转为温阳运脾，佐以通腑。三诊即以温阳运脾为主，通腑力量较二诊又小。

枳术法旨在运脾降胃，在老年病的治疗中有着较为广泛的应用，随证可佐以温阳、益气、滋阴、养血、消食、化痰、活血等。

十二、枳术法在危重病症中的应用

宁某，女，81岁。2012年1月6日初诊。

患者有糖尿病史、高血压病史30余年。患者于2012年1月3日上午出现吐泻，下午出现烦躁、昏迷，经"120"送入某中医院急诊科，次日转入某西医院ICU病房，初步诊断为多脏器功能衰竭综合征。治疗至2012年1月6日，昏迷持续，心率持续在120次/分钟以上不减，肾衰、肝衰逐日加重。医生在屡发病危通知书的同时告知家属，治疗几无希望，经家属与医院沟通，同意中医参与治疗。

笔者于2012年1月6日下午进入病房诊治。患者神志不清，问诊无法进行。室内温度偏高，静滴改善心脏衰竭、呼吸衰竭药物，面色尚正，汗出偏多，四末不冷，脉尚有力。鼻腔内有胃管走行，持续吸氧，舌苔见白厚偏燥。腹大腹软，双下肢浮肿较甚。

处方：生白术20g，鸡内金20g，红参5g，猪苓10g，茯苓10g，泽泻10g，桂枝6g，滑石10g，炒莱菔子10g，瓜蒌仁10g。2剂，每剂开水冲200mL，分2次经胃管送入，每隔3小时用药1次。

2012年1月7日下午二诊：上午心率降至100次/分钟以下，神昏有明显好转。主治医师提出："患者心脏衰竭明显改善，下一步重点帮我们改善肾功能衰竭。"患者痰多，上方瓜蒌仁改为全瓜蒌10g，加桔梗10g。2剂，1日分4次服完。

2012年1月8日下午三诊：神志渐清，生命体征渐趋平稳，双下肢浮肿减轻，大便一次，知饥索食（从胃管进食）。上方桂枝改为肉桂3g，3剂，2日分6次服完。

2012年1月10日四诊：心脏衰竭、呼吸衰竭俱已纠正，肝功、肾功恢复正常。可与人谈笑，尚无力坐起，下肢浮肿已消。知饥，腹无不适，每日自行排出大便一次。治疗以运脾和胃为主。

处方：生白术20g，鸡内金20g，红参5g，茯苓10g，炒莱菔子10g，焦山楂10g，全瓜蒌10g，射干10g，桃仁10g。4剂，水冲服。每日1剂，

2次分服。

以上方加减治疗至"春节"前（2012年1月21日），患者状况恢复至病发前。

本案处方平淡无奇。

本案成功之处在于"治人"。

本案着眼点在于恢复胃纳脾运。

本案治疗始终以枳术法为大法。

论张元素对中药学理论的贡献

河北中医学院　董尚朴

　　开创了易水学派的张元素，深研细究，参悟、发挥，将《内经》药物学理论萌芽浇灌、培植成参天大树，创新、完善了药物学理论，在中药学发展史上竖起了划时代的里程碑。

　　《素问·阴阳应象大论篇第五》云："阴味出下窍；阳气出上窍。味厚者为阴，薄为阴之阳。气厚者为阳，薄为阳之阴。味厚则泄，薄则通。气薄则发泄，厚则发热。……气味，辛甘发散为阳，酸苦涌泄为阴。"《素问·至真要大论篇第七十四》又云："辛甘发散为阳，酸苦涌泻为阴，咸味涌泻为阴，淡味渗泄为阳。六者或收或散，或缓或急，或燥或润，或软或坚，以所利而行之，调其气使其平也。"

　　刘完素解释了气味的"厚""薄"概念，即"薄为阴之阳，为味不纯粹者也。故味所厚，则泻之以下；味所薄，则通气也。附子、干姜味甘温大热，为纯阳之药，为气厚者也；丁香、木香味辛温平薄，为阳之阴，气不纯粹者也。故气所厚则发热，气所薄则发泄"。（《素问病机气宜保命集·卷上·本草论第九》）指出了"厚""薄"的纯粹与不纯粹之分，简短的几句话，却是药物气味理论的一个突破。

　　气是属阳的，味是属阴的，气薄味薄，又体现出阳中之阴、阴中之阳。张元素在经文的基础上，又将《内经》阴阳学说的理论引入到药物理论中，对药物气味的厚薄、趋向又做了进一步划分，即"升降者，天地之气交也，茯苓淡，为天之阳，阳也，阳当上行，何谓利水而泄下？经云：

气之薄者，阳中之阴，所以茯苓利水而泄下，亦不离乎阳之体，故人手太阳也。麻黄苦，为地之阴，阴也，阴当下行，何谓发汗而升上？经曰：味之薄者，阴中之阳，所以麻黄发汗而升上，亦不离乎阴之体，故入手太阴也。附子，气之厚者，乃阳中之阳，故经云发热；大黄，味之厚者，乃阴中之阴，故经云泄下。竹淡，为阳中之阴，所以利小便也；茶苦，为阴中之阳，所以清头目也。清阳发腠理，清之清者也；清阳实四肢，清之浊者也；浊阴归六腑，浊之浊者也；浊阴走五脏，浊之清者也"。(《医学启源·卷之下·十二、用药备旨》) 其所谓的"清之清""清之浊""浊之浊""浊之清"比之刘完素的"纯粹""不纯粹"有异曲同工之妙，而且更为清晰。

他在"发散""涌泄""淡渗"以及"清浊"的基础上，将四时、六气、药性、药味、药物的作用倾向联系起来，放入阴阳学说、五行学说的大理论框架中，对药物做了五类划分，完成了药学理论与医学理论的融合、统一，这是药学理论发展的一个飞跃。

"风升生：味之薄者，阴中之阳，微薄则通，酸、苦、咸、平是也。防风、羌活、升麻、柴胡、葛根、威灵仙、细辛、独活、白芷、牛蒡子、桔梗、藁本、川芎、蔓荆子、秦艽、天麻、麻黄、荆芥、薄荷、前胡。

热浮长：气之厚者，阳中之阳，气厚则发热，辛、甘、温、热是也。附子、干姜、生姜、乌头、良姜、肉桂、桂枝、草豆蔻、丁香、厚朴、益智仁、木香、白豆蔻、川椒、吴茱萸、茴香、延胡索、宿砂仁、红花、神曲。

湿化成：戊土其本气平，其兼气温、凉、寒、热，在人以胃应之；己土其本味淡，其兼味辛、甘、咸、苦，在人以脾应之。黄芪、人参、甘草、当归、熟地黄、半夏、白术、苍术、橘皮、青皮、藿香、槟榔、广术、京三棱、阿胶、诃子、桃仁、杏仁、大麦蘖、紫草、苏木。

燥降收：气之薄者，阳中之阴，气薄则发泄，辛、甘、淡、平、寒、凉是也。茯苓、泽泻、猪苓、滑石、瞿麦、车前子、灯草、通草、五味子、白芍药、天门冬、麦门冬、犀角、乌梅、地骨皮、枳壳、琥珀、连翘、枳实。

寒沉藏：味之厚者，阴中之阴，味厚则泄，酸、苦、咸、寒是也。大黄、黄柏、黄芩、黄连、石膏、草龙胆、生地黄、知母、汉防己、朴硝、瓜蒌根、牡蛎、玄参、苦参、川楝子、香豉、地榆、栀子。"(《医学启源·卷之下·十二、用药备旨》)

上引经文有"六者或收或散，或缓或急，或燥或润，或软或坚"，《素问·藏气法时论篇第二十二》有"急食辛以散之""急食甘以缓之""急食酸以收之""急食苦以燥之""急食苦以泄之""急食辛以润之""急食咸以软之""急食苦以坚之"等，王注云"《灵枢经》曰淡利窍也"，已经将药味的作用、功能提示出来。张元素更是做了明确的归纳，"苦以泻之，甘以缓之及发之，详其所宜用之，酸以收之，辛以散之，咸以软之，淡以渗之""辛能散结润燥，苦能燥湿软坚，咸能软坚，酸能收缓，甘能缓急，淡能利窍"。(《医学启源·卷之下·十二、用药备旨》) 这看上去仅仅是文字式样变化，却很有意义，它使经文的内容便于记诵，极有利于推广经旨，所以至今仍被采用。

仅有药味的趋向、功用是不完善的，张元素结合药味，对药气（性）的趋向、功用做了探讨。"苦药平升，微寒平亦升，甘辛药平降，甘寒泻火，苦寒泻湿热，甘苦寒泻血热"(《医学启源·卷之下·十二、用药备旨》)。这个归纳还处在初始阶段，不够成熟，即使"微寒"算作"凉"的话，也还没有"温""热"。

但在张元素总结药物的脏腑归属时，药性药味就完备了。"用药升降浮沉补泻法：肝、胆，味辛补，酸泻；气温补，凉泻。心、小肠，味咸补，甘泻；气热补，寒泻。脾、胃，味甘补，苦泻；气温热补，寒凉泻。肺、大肠，味酸补，辛泻；气凉补，温泻。肾、膀胱，味苦补，咸泻；气寒补，热泻"(《医学启源·卷之下·十二、用药备旨》)。这一段，是张元素脏腑辨证用药体系的重要部分。它规定了药物性味的脏腑归属，可以看作药学理论，也规定了脏腑用药的组方原则，因而也可以看作方剂学理论。

张元素还更具体地总结了十二经的引用药。"各经引用：太阳经，羌活；在下者黄柏，小肠、膀胱也。少阳经，柴胡；在下者青皮，胆、三焦也。阳明经，升麻、白芷；在下者石膏，胃、大肠也。太阴经，白芍药；脾、肺也。少阴经，知母；心、肾也。厥阴经，青皮；在下者柴胡，肝、包络也。以上十二经之的药也"（《医学启源·卷之下·十二、用药备旨》）。这些药物被后人称为"引经报使"药。

"归经"是中药学的基本理论之一，"归经"理论早在《内经》中已有萌芽，如《素问·宣明五气篇》就有"五味所入，酸入肝、辛入肺、苦入心、咸入肾、甘入脾，是谓五入"的记载。《灵枢·九针论》也有"五走"，"酸走筋、辛走气、苦走血、咸走骨、甘走肉，是谓五走"的论述。早期的本草著作，如《神农本草经》，论述药物功效基本以主治病症为主，但也有个别药物出现把作用与脏腑结合起来的表述，如"五石脂各随五色补五脏"。唐、宋时期诸家本草对药物功效及脏腑功能的论述增多，"补肺""益脾""安心"之类的名词，比比皆是。北宋的寇宗奭著《本草衍义》，在论述泽泻的功效时，已有"引药归就肾经"的说法。

张元素对各种气味与各脏腑的关系的论述，比前人复杂得多，是结合着临证治疗经验总结的。这是足堪重视的，这是中医理论发生、发展的正途。

张元素没有使用"归经"一词，没有明确地将脏腑和经络联结在一起。后人在其药物性味脏腑归属及引经药的基础上，根据每味药的功能，逐步总结出每味药的归经，成为药物的主要性质之一。归经，既包含脏腑也包含经络，是在张元素基础上又向前迈进了一步。清代中期，沈金鳌把历代本草书中论述归经的名称，如"引经""响导""行经""入""走""归"等名词统称为"归经"，在他的《要药分剂》一书中，每药专列了"归经"一项。

东垣针灸学术思想及临床应用特色浅析

河北中医学院　　侯仙明　张选平　贾春生

　　李东垣，名杲，字明之，世居东垣县即今河北正定，故晚号东垣老人。作为金元四大家之一的李东垣，提出了"内伤脾胃，百病由生"的重要学术思想。这一思想的提出与其所处的社会历史环境密切相关。当时战乱频繁，人们居无定所，食不果腹，故李东垣以《内经》《难经》理论为基础，结合临床实践，认为病人多为脾胃虚弱不足的虚证、寒证，因此其在治疗中强调温补脾胃、升阳除湿等疗法，形成了自己独特的辨证治疗理论。但后世医家继承其学术思想及临床经验时多重视其在方药应用上的成就，而忽视了其在针灸学术上的贡献。李东垣传世著作主要有《脾胃论》《医学发明》《内外伤辨惑论》《兰室秘藏》《东垣试效方》《食物本草》《珍珠囊指掌补遗药性赋》《脉诀指掌病式图说》，其中载有针灸相关内容的著作有《脾胃论》《医学发明》《东垣试效方》《兰室秘藏》《内外伤辨惑论》。对其针法的重视首推明代高武，在高武所著《针灸聚英》卷二中，将李氏《脾胃论》及《兰室秘藏》中有关针法的内容列为专题整理汇总，命为"东垣针法"。并强调"东垣针法，悉本《素》《难》，近世医者止读《玉龙》《金针》《标幽》等歌赋，而于先生之所以垂教者，废而不讲"。其后与高武同时代的著名针灸医家杨继洲复将《东垣针法》一章收入《针灸大成》。因而李东垣的针法理论与临床经验得到了后世医家的广泛关注，在临床上得到了大范围的推广应用，收到了良好的治疗效果。除了高武重点总结的针法内容外，实际上李东垣亦重视灸法的应用。为了全方位的反映李东垣在针灸上的学术贡献，特对记载有针灸内容的李东垣著作进行了重新梳理，归纳后的内容命名为"东垣针灸法"。以"东垣针灸法"为基础，结合后人及我们的认识，对李东垣针灸学术思想进行较为全面的整理，同时结合后世医家及我们临床验案进行印证，使读者更易熟悉和理解。

一、李东垣针法原文

东垣针法，悉本《素》《难》，近世医者，止读《玉龙》《金针》《标幽》等歌赋，而于先生之所以垂教者，废而不讲，宜其针之不古，若而病之不易瘳也。兹故表而出之，引申触类，应用不穷矣。（高武的评价）

东垣曰：《黄帝针经》胃病者，胃脘当心而痛，上支两胁，膈咽不通，饮食不下，取三里以补之。脾胃虚弱，感湿成痿，汗大泄，妨食，三里、气冲以三棱针出血；若汗不减、不止者，于三里穴下三寸上廉穴出血。禁酒，忌湿面。

东垣曰：《黄帝针经》云从下上者，引而去之。上气不足，推而扬之。盖上气者，心肺上焦之气，阳病在阴，从阴引阳，去其邪气于腠理皮毛也。又云，视前痛者，当先取之。是先以缪刺，泻其经络之壅者，为血凝而不流，故先去之而治他病。

东垣曰：胃气下溜，五脏气皆乱，其为病互相出见。黄帝曰：五乱刺之有道乎？岐伯曰：有道以来，有道以去，审知其道，是谓身宝。帝曰：愿闻其道！岐伯曰：气在于心者，取之手少阴、心主之俞神门、大陵，同精导气，以复其本位。气在于肺者，取之手太阴荥、足少阴俞鱼际、太渊。成痿者以导湿热，引胃气出阳道，不令湿土克肾，其穴在太溪。气在于肠胃者，取之足太阴、阳明；不下者，取之三里、章门、中脘。因足太阴虚者，于募穴中导引之于血中。有一说，腑俞去腑病也。胃虚而致太阴无所禀者，于足阳明之募穴中引导之，如气逆为霍乱者，取三里；气下乃止，不下复治。气在于头，取之天柱、大杼；不足，取之足太阳荥、俞通谷深、束骨深。先取天柱、大杼，不补不泻，以导气而已。取足太阳膀胱经中，不补不泻，深取通谷、束骨，丁心火，已脾土穴，以引导去之。气在于臂足，取之先去血脉，后取其阳明少阳之荥、俞二间、三间，深取之，内庭、陷谷，深取之。视其足臂之血络，尽取之。后治其痿厥，皆不补不泻，从阴深取，引而上之。上者出也，去也。皆阴火有余，阳气不足，伏匿于地中者，荣血也。当从阴引阳，先于地中升举阳气，次泻阴火，乃导气同精之法。帝曰：补泻奈何？曰：徐入徐出，谓之导气。补泻无形，谓之同精。是非有余不足也，乱气之相逆也。帝曰：允乎哉道，明乎哉问，请著之玉版，命曰治乱也。

东垣曰：阴病治阳，阳病治阴。《素问·阴阳应象大论》云：审其阴阳，以别柔刚，阳病治阴，阴病治阳，定其血气，各守其乡，血实宜决之，气虚宜掣引之。夫阴病在阳者，是天外风寒之邪，乘中而外入，在人之背上腑腧、脏腧。是人之受天外客邪，亦有二说。中于阳，则流于经，此病始于外寒，终归外热，故以治风寒之邪，治其各脏之俞，非止风寒而已。六淫湿暑燥火，皆五脏所受，乃筋骨血脉受邪，各有背上五脏腧以除之。伤寒一说，从仲景，中八风者，有风论。中暑者治在背上小肠俞；中湿者治在胃俞；中燥者治在大肠俞，此皆六淫客邪有余之病，皆泻其背之腑俞，若病久传变，有虚有实，各随病之传变，补泻不定，治只在背腑俞。另有上热下寒。经曰：阴病在阳者，当从阳引阴，必须先去络脉经隧之血。若阴中火旺，上腾于天，致六阳反不衰而上充者，先去五脏之血络，引而下行，天气降下，则下寒之病自去矣。慎勿独泻其六阳，此病阳亢，乃阴火之邪滋之，只去阴火，只损脉络经隧之邪，勿误也。阳病在阴者，病从阴引阳，是水谷之寒热，感则害人六腑。又曰：饮食失节，又劳役形质，阴火乘于坤土之中，致谷气、荣气、清气、胃气、元气不得上升，滋于六腑之阳气，是五阳之气先绝于外。外者天也，下流伏于坤土阴火之中，皆先由喜怒悲忧恐为五贼所伤，而后胃气不行，劳役饮食不节，继之则元气乃伤，当从胃俞合三里穴中，推而扬之，以伸元气，故曰从阴引阳。若元气愈不足，治在腹上诸腑之募穴，若传在五脏，为九窍不通，随各窍之病，治其各脏之募穴于腹，故曰五脏不平，乃六腑元气闭塞之所生也。又曰：五脏不和，九窍不通，皆阳气不足，阴气有余，故曰阳不胜其阴。凡治腹之募，皆为元气不足，从阴引阳，勿误也。若错补四末之俞，错泻四末之荥，错泻者，差尤甚矣。按岐伯所说，只取穴于天上。天上者，人之背上五脏六腑之俞，不当泻而泻，岂有生者乎？兴言及此，寒心切骨，若六淫客邪，及上热下寒，筋骨皮肉血脉之病，错取穴于胃之合，及诸腹之募者，必危。亦岐伯之言，下工岂可不慎哉！

东垣曰：三焦元气衰王。《黄帝针经》云：上气不足，脑为之不满，耳为之苦鸣，头为之倾，目为之瞑；中气不足，溲便为之变，肠为之苦鸣；下气不足，则为痿厥心悗，补足外踝，留之。（以上各段均摘自《脾胃论》）

东垣曰：一富者前阴臊臭，又因连日饮酒，腹中不和，求先师治之，曰：夫前阴足厥阴之脉络，循阴器出其挺末。凡臭者，心之所主，散入五方为五臭，入肝为臊，此其一也。当于肝经中泻行间，是治其本；后于心经中泻少冲，乃治其标。（仅此一段摘自《兰室秘藏》）

通过将上述内容与李东垣著作对比，发现东垣针法并非只是摘自《脾胃论》，而是还有《兰室秘藏》中的内容，只是所占比例甚小。

二、李东垣针灸法补遗

经过对李东垣载有针灸相关内容的著作（《脾胃论》、《医学发明》、《东垣试效方》、《兰室秘藏》、《内外伤辨惑论》）进行梳理，将"东垣针法"以外的针灸相关内容摘录如下。

（一）《兰室秘藏》

1.《兰室秘藏·卷上·中满腹胀门·中满腹胀论》

《素问·通评虚实论》："腹暴满，按之不下，取手太阳经络者，胃之募也。"取者，泻也。

2.《兰室秘藏·卷上·眼耳鼻门·内障眼论·还睛紫金丹》

当以三棱针刺目眦外以泻湿热。如眼生倒睫拳毛，两目紧，盖内伏火热而攻气，法当去其热内火邪，眼皮缓则毛立出，翳膜亦退，用手法攀出内睑向外，以针刺之出血。

3.《兰室秘藏·卷中·头痛门·头痛论》

先师尝病头痛，发时面颊青黄，晕眩，目不欲开，懒言，身体沉重，兀兀欲吐。洁古曰此厥阴、太阴合病，名曰风痰，以《局方》玉壶丸治之，更灸侠溪穴即愈。是知方者体也，法者用也，徒执体而不知用者弊，体用不失，可谓上工矣。

4.《兰室秘藏·卷中·衄血吐血门·麦门冬饮子》

治吐血久不愈，以三棱针于气街出血立愈。

5.《兰室秘藏·卷中·腰痛门·川芎肉桂汤》

《腰痛论》中说：皆为足太阳、足少阴血络中有凝血作痛，间有一二证属少阳胆经外络脉病，皆去血络之凝乃愈。其《内经》有云：冬三月，禁不得用针，只宜服药，通其经络，破其血络中败血，以此药主之。

6.《兰室秘藏·卷中·妇人门·经漏不止有三论·升阳除湿汤》

女子漏下恶血，月事不调，或暴崩不止，多下水浆之物……灸足太阴脾经中血海穴二七壮亦已。

7.《兰室秘藏·卷中·妇人门·经漏不止有三论·凉血地黄汤》

足太阴脾之经中血海二穴，在膝膑上内廉白肉际二寸中。治女子漏下恶血，月事不通，逆气腹胀，其脉缓者是也，灸三壮。足少阴肾之经中阴谷二穴，在膝内辅骨后大筋下、小筋上，按之应手，屈膝取之，治膝如锥，不得屈伸，舌纵涎下，烦逆溺难，少腹急，引阴痛，股内廉痛，妇人漏血不止，腹胀满不得息，小便黄如蛊，女子如妊身，可灸二壮。

（二）《内外伤辨惑论》

《内外伤辨惑论·卷下·说形气有余不足当补当泻之理》

老夫欲令医者治阴阳之证，补泻不至错误，病家虽不知医，明晓所得之病，当补当泻之法，将《黄帝针经》第一卷第五篇"说形气有余不足当补当泻之理"录之于前，予自注者附之。

"黄帝曰：形气之逆顺奈何？岐伯答曰：形气不足，病气有余，是邪胜也，急当泻之；形气有余，病气不足，急当补之。形气不足，病气不足，此阴阳气俱不足也，不可刺之；刺之则重不足，重不足则阴阳俱竭，血气皆尽，五脏空虚，筋骨髓枯，老者绝灭，壮者不复矣。形气有余，病气有余，此谓阴阳俱有余也，急泻其邪，调其虚实。故曰有余者泻之，不足者补之，此之谓也。"

"故曰：刺不知逆顺，真邪相搏，满者补之，则阴阳四溢，肠胃充廓，肝肺内䐃，阴阳相错；虚而泻之，则经脉空虚，血气枯竭，肠胃㿃辟，皮肤薄者，毛腠夭焦，予之死期。故曰：用针之要，在于知调阴与阳，调阴与阳，精气乃光，合形与气，使神内藏。故曰：上工平气，中工乱脉，下工绝气危生。故曰：下工不可不慎也，必审五脏变化之病，五脉之应，经络之实虚，皮肤之柔粗，而后取之也。"

夫形气者，气，谓口鼻中气息也；形，谓皮肤筋骨血脉也。形胜者为有余，消瘦者为不足。其气者，审口鼻中气，劳役如故，为气有余也；若喘息气促气短，或不足以息者，为不足也。故曰形气也，乃人之身形中气血也，当补当泻，全不在于此，只在病势潮作之时，病气增加者，是邪气胜也，急当泻之；如潮作之时，精神困弱，语言无力，及懒语者，是真气不足也，急当补之。若病人形气不足，病来潮作之时，病气亦不足，此乃阴阳俱不足也。禁用针，宜补之以甘药，不可以尽剂，不灸，弗已。脐下一寸五分，气海穴是也。

（三）《东垣试效方》

1.《东垣试效方·卷一·药象门》

故《标本论》云：本而标之，先治其本，后治其标。即肝受火邪，先于肝经五穴中泻荥心行间穴是也。后治其标者，于心经五穴内，泻荥火少府是也。以药论之，入肝经药为之引，用泻心火药为君，是治实邪之病也。假令肝受肾邪，是从后来者，为虚邪，虚则补其母。故《标本论》云：标而本之，先治其标，后治其本。即肝受水邪，当先于肾经涌泉穴中补木，是先治其标；后于肝经曲泉穴中泻水，是后治其本。此先治其标者，推其至理，亦是先治其本也。以药论之，入肾经药为引，用补肝经药为君是也。

2.《东垣试效方·卷二·心胃及腹中诸痛门·心胃及腹中诸痛论》

《黄帝针经·经脉第一》云：胃病者，腹䐜胀，胃脘当心而痛，上支两胁，膈咽不通，饮食不下，取三里也。……更循各脏部分穴腧，而灸刺之。如厥心痛者，痛如锥针刺其心，甚者脾心痛也，取之然谷、太溪，余脏皆然。……又有诸虫痛者，如心腹痛，作痛肿聚，往来上下行，痛有休止，腹热善渴，涎出，面色乍青、乍白、乍赤，呕吐清水者，蛟蛕也，以手紧按而坚持之，无令得移，以针刺之，久持之虫不动，乃出针也。

3.《东垣试效方·卷三·呕吐哕门·呕吐哕论》

《灵枢经》云：人之哕，盖谷入于胃，胃气上注于肺，因有故寒气，与新谷气俱还入于胃，新故相乱，真邪相攻，气并相逆，复出于胃，故为哕。补手太阴，泻足少阴。

4.《东垣试效方·卷三·衄吐呕唾血门·衄吐呕唾血论》

《黄帝针经》三卷，寒热病第三：暴瘅内逆，肝肺相搏，血溢鼻口，取天府穴。天府乃手太阴也。

5.《东垣试效方·卷三·疮疡门·明疮疡之本末》

地之湿气自外而入内者，疮疖当先服药，而后用针。如疮疖小，不欲饮药，或婴儿之疮，当先温衣覆盖，令其凝泣壅滞血脉温和，则出血立已者。不如此，血脉凝滞便针，则邪毒不泻，反伤良肉，又益其疮势也。

6.《东垣试效方·卷五·眼门·论瞳子散大并方》

夫眼生倒睫拳毛者，两目紧急皮缩之所至也。盖内复热致阴气外行，当去其内热并火邪。眼皮缓则眼毛立出，翳膜亦退，用手法攀出内睑向外，速以三棱针出血，以左手爪甲迎其针锋，立愈。目眦岁久赤烂，俗呼为赤瞎是也。当以三棱针刺目眦外，以泻湿热立愈。

7.《东垣试效方·卷六·腰痛门·腰痛论》

《黄帝针经》卷第三杂病第八：腰痛上寒，取足太阳、阳明；腰痛上热，取足厥阴。足之三阴，从足走入腹，所经过处，皆能为痛。治之，当审其何经所过分野，循其空穴而刺之；审其寒热而药之。假令足太阳令人腰痛引项脊尻背如重状，刺其郄中太阳二经出血，余皆仿此。

8.《东垣试效方·卷九·杂方门·暴挛痫眩》

《黄帝针经》三卷寒热第三云：暴挛痫眩，足不任身，取天柱穴（天柱穴足太阳也）。又云：癫痫瘈疭，不知所苦，两跷之下，男阳女阴。洁古老人云，昼发灸阳跷，夜发灸阴跷各二七壮。阳跷起于跟中，循外踝上行，入风池（申脉穴是也）；阴跷亦起于跟中，循内踝上行，至咽喉，交贯冲脉（照海穴是也）。

（四）《医学发明》

《医学发明·卷一·膈咽不通并四时换气用药法》

胃病者，腹膜胀，胃脘当心而痛，上支两胁，膈咽不通，食饮不下，取三里。

另外《医学发明·卷三》存目两篇："病在阴阳用针药论""大寒在外留而补之针所不为灸之所宜"，应与针灸相关，惜只存目并无具体内容。

三、李东垣针灸学术思想探析

1.承习《内经》理论，勇于发展创新

李东垣学术思想的形成以《内经》为根基，阐扬经旨，发展创新。在临床治疗上或针，或药，或灸，或针药并施，因病立法，因法施术，灵活多变。中医学在发展过程中，逐渐偏重于方药的整理研究，对针灸多侧重经脉、俞穴位置的考订，致使针灸理论及针法均缺乏创新与发展。至金元四大家时，这一情况发生了改变，他们均为针药兼施的崇尚者，在药物运用和针灸术方面积累了丰富的经验。其中尤以李东垣为著。李东垣以《内经》《难经》理论为基础，博采诸家之长，确立了"内伤脾胃，百病由生"的重要学术思想，强调治疗五脏诸疾当以培补元气、调理脾胃为中心，以恢复气机升降为首务。这一重要思想除了指导药物的应用外，亦是指导针灸治疗的主旨。其在《脾胃论》等书中转引了很多《内经》中有关针法的

内容，确立了东垣针法的雏形。除了针法内容外，李东垣一些著作中亦散见一些灸法内容，但较之针法内容为少，未引起医家的重视，因此明代高武在其《针灸聚英》中摘录《脾胃论》和《兰室秘藏》有关针法的内容合为一篇，命名为"东垣针法"。开创了东垣针法专题研究的先河。明代杨继洲在《针灸大成》中全文转录了"东垣针法"全篇，使东垣针法的学术思想得到了传播，引起了医家的广泛关注。而对灸法的认识，从现有文献看，至现代才由盛燮苏首提"东垣灸法"而与针法为翼。《内经》认为"正气存内，邪不可干"，强调了元气在人体中的重要作用。李东垣在《内经》理论基础上，更强调了后天脾胃的重要作用，因此李东垣在应用针法或灸法时均重在培补元气，调补脾胃。

2. 注重经络辨证，经络气血多少

李东垣开创了脾胃学说之先河，强调了脾胃在临床治疗中的重要作用，故辨证中以脏腑辨证为主，处处以顾护胃气为本。但其在针灸临床上亦十分重视经络辨证，根据经络的循行，审察病因，确定病位，循经取穴，定位施治。这一辩证思想如他在治疗腰痛时说："腰痛上寒，取足太阳、阳明；腰痛上热，取足厥阴。足之三阴，从足走入腹，所经过处，皆能为痛。治之，当审其何经所过分野，循其空穴而刺之；审其寒热而药之。假令足太阳令人腰痛引项脊尻背如重状，刺其郄中太阳二经出血，余皆仿此。"

李东垣运用针法时亦注重经络气血多少取穴，如《针灸聚英》睛明穴条引李东垣之说："刺太阳、阳明出血，则目愈明。盖此经多血少气，故目翳与赤痒从目内眦起者，刺睛明，攒竹，以宣泄太阳之热。"

四、李东垣针灸临床应用特色

1. "阴病治阳，阳病治阴"

"阴病治阳，阳病治阴"是《内经》中以阴阳概括的一个重要治则，李东垣对此有着极其深刻的理解，在《脾胃论·阴病治阳阳病治阴》中对"阴病治阳，阳病治阴"这一原则以"从阴引阳，从阳引阴"进行解

释。对于"阴病在阳",当"从阳引阴"时,给出了两种解释:一是指外感六淫之阴邪入于属于阳的背俞,宜以针泻背俞穴,从阳引阴邪外出,如中暑取小肠俞,中湿取胃俞,中燥取大肠俞等;一是指上热下寒证,病由下焦阴中火旺,逆于上焦阳分所致,治疗宜先去络脉经隧之瘀血使经络畅通,经络通则利于阳升阴降,然后从上焦阳分引阴火下行,如此则上热下寒之证自去。对于"阳病在阴",宜"从阴引阳",主要是指饮食劳倦内伤脾胃,阳气不足而下流于阴分,元气受伤,当取胃之合穴足三里,推而扬之以补中升阳。若元气虚亏较甚,或病传五脏出现九窍不通者,当取脏腑在腹部的募穴,以从阴引阳。李东垣最后明确指出,如果上述各证错取四末之俞,或误用"从阳引阴、从阴引阳"之法,会导致严重的不良后果。

2. 刺血通络,虚实皆可

通过对《脾胃论》和《兰室秘藏》等所记载的针灸病案进行分析可以看出,李东垣十分重视刺血疗法,其目的在于泻邪外出,疏通经络。如《脾胃论》中说:"如大汗泻者,津脱也,急止之……三里、气街以三棱针出血;若汗不减不止者,于三里穴下三寸上廉穴出血。"《兰室秘藏》中载:"治目眦岁久赤烂,……当以三棱针刺目眦外,以泻湿热。"一般认为刺血泻邪主要用于实证、痛证,但《脾胃论》所载病案说明刺血也可用于虚证。

3. 用灸补元

李东垣临床上极重元气,其认为元气亏虚是人体发病的主因,而脾胃受损日久必累及元气不足。正如其所言:"脾胃之气既伤,而元气亦不能充,而诸病之所由生也""胃之一腑病,则十二经元气皆不足也,气少则津液不行,津液不行则血亏,故筋骨皮肉血脉皆弱,是气血俱羸弱矣。"对于元气、脾胃的治疗除用方药外,李东垣亦主张艾灸气海等穴以振奋元气,补其不足。正如其所言:"若病人形气不足,病来潮作之时,病气亦不足,此乃阴阳俱不足也……不灸弗已,脐下一寸五分气海穴是也。"气海穴为诸气之海,有益气固精、补肾助阳的作用,故对于元气亏虚,脾虚诸证,以灸法补之。

4. 针灸均重调补脾胃

李东垣认为："胃病者……取三里以补之。"此为后世开创了脾胃病取三里治疗的范例。如形气不足太甚，《内外伤辨惑论》还提出了灸气海穴以升发脾胃之气的治疗方法。若患者因脾胃不足，又加外感湿热所乘，发生痿证，即李东垣所谓"脾胃虚弱，感湿成痿"，出现汗大泄、妨食等症，当取三里、气街以三棱针出血治之。"若汗不减不止者，于三里穴下三寸上廉穴出血"。三里、上廉、气街均属足阳明经要穴。此治疗方法阐发了《内经》"治痿独取阳明"的重要治则。

5. 针药并施

李东垣在临床上针药并施，可谓其一大临床应用特色。针、药各有其治疗适应范围和禁忌，在治疗时单独应用可能受限，而二者结合常可取长补短，相得益彰。如《脾胃论·卷中·饮食劳倦所伤始为热中论》载："胃病者，腹胀，胃脘当心而痛，上支两胁，膈咽不通，食饮不下，取三里以补之。若见此病中一证，皆大寒，禁用诸甘、酸药，上已明矣。"另《脾胃论·卷下·清阳汤》明确提出，治疗中风中经络出现"口筋急者，是筋脉血络中大寒"，若不愿用针，可用清阳汤以代燔针劫刺破血以去其凝结。

6. 依症取穴

在辨证取穴的基础上，李东垣在临床治疗时常有一些自己独特的取穴经验，可称之为辨证取穴。如妇人血不止，刺足太阴井；大烦热不止，昼夜无力，刺十指间出血；目痛，大眥痛，刺太阳井；目痛，小眥病，刺少阳井；两胁痛，少阳丘墟；心痛，少阴太溪；身之前，足阳明原穴；身之后，足太阳原穴；身之侧，足少阳原穴；喘满痰实如胶，太溪；呕哕无度，手厥阴大陵；百节酸疼，实无所知，三棱针刺绝骨出血；热无度，不可止，陷谷出血；腰痛，昆仑、委中出血。

五、李东垣针灸临床应用

李东垣针灸法对后世临床具有极强的指导意义，得到了后世医家的广泛认同，在继承基础上多有发扬，下面摘录具有代表性的临床验案，以证李东垣针灸学思想的实用性。

病案一、陈某，男，12岁。主诉腹部疼痛，时轻时重2月余。伴有食欲不振，食后恶心欲吐，面色稍黄，精神欠佳。体检示剑突下明显压痛，无反跳痛，局部肌肉稍紧张，未见其他阳性体征。诊断为肠痉挛。治疗给予针刺双侧足三里穴，得气后采用关闭辅助行气法，留针10分钟，每日1次，治疗5次后，腹痛消失，饮食倍增，精神好转。半年后随访未见复发。

按：此案体现了循经取穴三里，温中理气止痛的思想。《脾胃论·阴病治阳·阳病治阴》篇谓："皆由喜、怒、悲、忧、恐为五脏所伤，而后胃气不行，劳役、饮食不节继之，则元气内伤。当从胃合足三里穴中推而扬之以伸元气。"尤其"当从胃合足三里穴中推而扬之以伸元气"于临床最有启发。具体方法是先用左手拇指尖用力按压足三里穴，然后右手持针，一般用26～27号2寸长不锈钢针，针尖逆经向上斜刺1.5寸深左右，以提插捻转手法得气后，使气之病所，以针感上行越膝过髀至腹部为佳。多采用关闭辅助行气法，用左手拇指按压针下部位，以关闭经气朝下行，并控制经气向上运行，右手提插捻转。此穴法治疗胃、肠痉挛等症疗效颇佳。

病案二、王某，男，9岁。主诉夜间尿床5年余。屡服中西药疗效不佳而寻求针灸治疗，辨证为膀胱经气不足，遂取膀胱募穴中极，以振奋膀胱气机。治疗时嘱患者先排空小便，仰卧于床，取30号2～3寸毫针刺入中极穴，针尖向下斜刺2～2.5寸许，当患者有酸、胀、麻或触电感向下腹部或会阴部放射时，强刺激3～4次。然后留针10分钟。每日1次，共治疗10次痊愈。半年后随访未再复发。

按：此案体现了刺脏腑之募穴，益脏腑之阳气的思想。《脾胃论·阴病治阳阳病治阴》篇曰："若元气愈不足，治在腹上诸腑之募穴。若传在五脏，为九窍不通，随各窍之病治其各脏之募穴于腹……五脏不和，九窍不通，皆阳气不足，阴气有余，故曰阳不胜其阴。凡治腹之募，皆为元气不足，从阴引阳勿误也。"胸腹属阴，脏腑之募穴位于胸腹，刺脏腑之募穴，乃从阴引阳。"善治阳者于阴中求阳"，临床独取膀胱募穴中极治疗小儿遗尿症即为上法之具体应用。

病案三、赵某某，女，20岁，学生。难以入睡，睡中易醒难再入睡。当心情不佳、发怒后睡眠不佳情况即加重，伴有记忆力差，面色萎黄，体瘦，脉沉细弱，舌质淡红苔薄白。中医诊断为郁病。西医诊断为抑郁症。治以疏肝解郁，补土培元。针刺百会、四神聪、太冲、大敦、印堂、太阳、膻中、内关、合谷、少商、人中、耳穴（神门）、气海、关元、天枢、中脘。留针30分钟后取安眠穴行快针。针刺数日后感觉较前睡眠改善，精神状态好转，上穴加足三里继续治疗。后断续治疗2月而愈。

病案四、王某某，男，63岁，干部。胁腹胀断续发作数年，舌质紫暗苔少，脉弦滑，经检查确诊为酒精性肝炎，慢性肾炎，胆结石，肝囊肿。中医诊断为胁痛。治当疏肝理气，活血通络为主，因其病久，兼以补土培元以固其本。针刺膻中、中脘、梁门、下脘、天枢、气海、关元、合谷、日月、足三里、三阴交、太溪、太冲。留针30分钟后在大椎、肺俞及膀胱经放血拔罐。针刺数天后症状明显改善，后坚持针刺2月余症状完全消失。

病案五、刘某某，女，45岁，工人。双膝关节疼痛数年，伴小腹冷痛，平素怕冷，夏天也需着厚衣裤，面色发黑，舌质淡红，舌苔薄白，脉沉细弱。患者2年前诊断为"风湿性膝关节炎"，两年来一直在北京市某医院治疗，先后应用西药、中药、火针等治疗，效果不佳，故就诊于余。此病当属中医之痹证，治疗上应采用散寒通络、舒筋止痛，兼补土培元之法。选取神阙、天枢、关元、气海、百会、印堂、合谷、阳陵泉、足三里、三阴交、太冲等穴，神阙、天枢、关元、气海采用隔盐隔姜灸，用盐填平神阙穴，然后将姜片放置于盐上，其他3穴直接将姜片放置在穴位上，用中号艾柱，每穴灸20壮；余穴位采用毫针刺法。艾灸加针刺1个月后，患者小腹冷痛、膝关节疼痛减轻，后坚持治疗2月余症状完全消失。

病案六、程某，女，19岁，学生。间断性肚脐周围疼痛2年，形寒肢冷，得温痛减，气短，乏力。胃纳不佳，面色无华，舌质淡，苔薄白，脉沉细。查体示体征不明显，脐周有轻微压痛，无肌紧张及反跳痛，结合某医院检查报告，中医诊断为腹痛；西医诊断为慢性肠炎。治以温中补虚，补土培元。选取神阙、天枢、关元、气海、脾俞、胃俞、足三里、公孙、太冲、合谷等穴，神阙穴用隔盐隔姜灸，用中号艾柱，每次灸20壮；天枢、关元、气海、脾俞、胃俞穴用艾灸盒灸，每次灸20分钟；其余穴位用毫针刺法，留针30分钟。针灸1个疗程后症状明显减轻，后坚持4个疗程症状完全消失。

按：上述四案为贾春生教授临床验案。虽为4种不同的病症，但在治疗中均在辨证选穴基础上注重固护本元、调理脾土，充分体现了贾春生教授在针灸临床中注重补土培元的学术思想。《内经》认为，"邪之所凑，其气必虚"。贾春生教授以此理论为基础，同时结合"脾为先天之本，肾为后天之本"的重要理论认识，指出脾肾是人立身之本，人之为病，必有根本不足，所以治疗疾病必须重视人之根本。故临床常选用中脘、天枢、关元、气海诸穴，以培补先天元气，调理后天中气，达到脾肾同调，补土培元的作用。

从"中医各家学说"的视角试论"李士懋学术思想"

中国中医药出版社　刘观涛

在 2014 年年初的时候，我曾经在《健康报》发表文章"应推崇四大流派划分法"，即把中医各家学说划分为伤寒、温病、河间、易水四大学派。

有读者发出疑问：能否把各家学说划分得更加简约？这引起了我的再次思考。

从辨证方法的角度，可分为病因病机辨证派（即河间派）、脏腑经络辨证派（即易水派）。

从传统称谓的角度，可分为经方派（即伤寒派）、时方派（包含温病派等非伤寒派）。

从祛邪扶正的角度，可分为侧重于"邪去正自复"学派、侧重于"正复邪自去"学派。我的朋友高建忠认为，伤寒、温病、河间学说属"邪去正自复"学派（偏于治外感），东垣学说属于"正复邪自去"学派（偏于治内伤）。当然，我个人对这种划分并不完全赞同。因为对于伤寒派，有的医家侧重"邪去正自复"，也有的医家侧重于"正复邪自去"。而且，我还发现一个有趣的事实：在《伤寒论》教材里，伤寒派代表人物既有河间派创始人刘河间，也有易水派创始人张元素。这说明，各家学说的划分有多种角度，任何医家，并非只隶属于一个学派。

下面，进行具体阐释。

现行《中医各家学说》教材将中医学术流派分为七大派，即伤寒、河间、攻邪、丹溪、易水、温补、温病学派。但笔者认为，北京中医学院

（现北京中医药大学）主编的二版《中医各家学说》教材的四大流派划分法执简驭繁，纲举目张，更便于读者对中医主要学术流派的把握。

中医学术流派的四大流派划分法又分为突出"治疗大法"的伤寒温病派和突出"病性病位"的河间易水派。伤寒温病派分为以"六经辨证"为治疗大法的伤寒派、以"卫气营血（三焦辨证）"为治疗大法的温病派；河间易水派又分为侧重"从病性入手"进行病性病位辨证的河间派、侧重"从病位入手"进行病性病位辨证的易水派。

"六经辨证"伤寒派　是以"六经辨证"统摄病性病位辨证的独立体系，代表作有张仲景的《伤寒杂病论》。代表人物张仲景以"寒邪"为例进行阐释，故后人习惯称张仲景为伤寒派。

"卫气营血"温病派　是以"卫气营血、三焦辨证"统摄病性病位辨证的独立体系，代表作有叶天士的《温热论》、吴鞠通的《温病条辨》。代表人物叶天士、吴鞠通以"温热、湿温"等为例进行阐释，故后人习惯称其为温病派。

"病机气宜"河间派　侧重从"病性（六气等）"入手，进行病性病位辨证的独立体系，代表作有刘河间的《素问病机气宜保命集》等。代表人物刘河间、朱丹溪、张子和分别以"火热病机、火盛伤阴、表里实证"为例进行阐释，故后人习惯于称刘河间为寒凉派、朱丹溪为滋阴派、张子和为攻邪派。

"脏腑标本"易水派　侧重从"病位（脏腑等）"入手，进行病性病位辨证的独立体系，代表作有张元素的《脏腑标本药式》等。代表人物张元素、李东垣、薛立斋分别以"脏腑、脾胃、肾命"为例进行阐释，故后人习惯于称张元素为易水派、李东垣为补土派、薛立斋为温补派。

当然，各个学术流派也有自己鲜明的特色。侧重不同，异曲同工；风格虽异，殊途同归。以北京四大名医之一的孔伯华先生为例，虽然他是全国公认的"卫气营血温病派"名家，但在其著作《时斋医话》中也强调："病有千端，治法万变，莫不统寓于'六经'之中。"其"温病学说"与"六经伤寒"融会贯通，殊途同归。孔伯华先生青年时曾在"脏腑标本易水派"的发源地河北易县生活和学医,对脏腑及脏腑病研究很深;但他也特别推崇"病机气宜河间派",对刘河间的再传弟子朱丹溪"阳常有余,阴常不足"之论颇多赞赏。

如果更进一步思考,伤寒亦有河间派、易水派;温病亦有河间派、易水派。从本质上来说,无论《中医各家学说》的哪个学派,只能有一个侧重。就像一个人,或者为男,或者为女;就像一家医院,或者国有,或者民营……不可能"鱼和熊掌兼得"。对于中医学派而言,亦复如是:要么侧重"从病位入手"进行病性病位辨证(即运用脏腑经络辨证的易水派),要么侧重"从病性入手"进行病性病位辨证(即运用病因病机辨证的河间派)。

从临床实用的角度,最简约的学术流派划分方法,莫过于病因病机辨证派(即河间派)、脏腑经络辨证派(即易水派)。

两大学派的理论渊源有所不同,病因病机辨证派(简称病机辩证派)来源于"阴阳学说";脏腑经络辨证派(简称脏腑辨证派)来源于"五行学说"。

笔者个人认为,如果按照笔者对河间、易水学派的划分,则李士懋先生临床更倾向于病因病机辨证,即李士懋先生的学术偏于河间学派。而与李士懋先生共同学医、共同行医的田淑霄教授,临床更倾向于脏腑经络辨证,即田淑霄教授的学术偏于易水学派。此种划分未经李士懋先生的确认,纯属笔者的个人解读。

(一)"李士懋学术思想"的核心特色真的只是"平脉辨证"吗

对于李士懋先生的学术思想,最引人注目的是"平脉辨证"的提法。

但是,对于平脉辨证,有两种解读,一种是狭义平脉辨证,即"四诊合参,脉诊为重,以脉解舌,以脉解症",这是基于"中医诊断"层面;另一种则是广义平脉辨证,即"溯本求源,平脉辨证,辨证知机,中医之魂"。广义的平脉辨证,其实就是中医传统辨证论治(而非辨病论治)的另一种说法。那么,这算是李士懋先生的核心学术思想吗?

我认为，广义的平脉辨证，并非李士懋先生的核心学术思想，因为这是纯正的中医应该坚守的阵地。正如李士懋先生所言："本是一个中医大夫应有的素养，并非什么特色，更谈不上什么创见或学术思想。但在学术异化的今天，反倒成了我本非特色的特色。"

所以，我们把目光集中到李士懋先生狭义的平脉辨证，即以脉诊为中心进行辨证论治，"平脉辨证，以脉解舌，以脉解症"，脉诊占全部诊断的比重高达 50% ~ 90%。李士懋先生曾有专文论述其由"舌诊为中心"到"脉诊为中心"转变的心路历程，特引述如下：

"如何提高辨证论治水平？临床前十几年，主要倚重舌诊。因舌诊比较直观，易于观察，且望舌能洞观五脏六腑，所以辨证中以舌诊为重。然临证既久，发现一些舌证不符的现象，如再障患者舌淡胖大，怎么补也不好，改予凉血散血方愈；有的冠心病患者舌暗红或光绛，滋阴清热活血无效，改予温阳通脉而差；有的舌绛而裂，养阴反剧，温阳舌反渐红活苔布；有的苔黄厚，清热化湿不愈，温阳化湿而瘳。舌证不符的医案，动摇了我以舌诊为中心的辨证论治方法，转而渐渐倚重脉诊。

临床辨证，虽曰四诊合参，但四诊的权重不同。自古皆云，'望而知之谓之神'，望什么呢？望神、望色、望形态。我现在应诊的患者，急性病及危重病较少，而慢性病及疑难病较多，病人的形色神常无显著变化，望舌又常出现舌症不符的现象，难以将望诊作为辨证的主要依据。闻而知之谓之圣，闻诊无非闻声味，一些慢性病人亦很难出现声味的显著变化，所以闻诊亦难作为辨证论治的主要手段。问诊，那是必须问的，要知道病人之所苦所欲。但是有的病人症状很少，如就是个头痛，没有其他症状，无法仅据问诊辨其寒热虚实；有的病人主诉一大堆，能说上半个钟头，甚至有些怪异的症状，如有一病人从腰至下肢，有流沙，或流粉条之感，从上到下无处不难受，使辨证茫然不知所措。且仅据症状，也很难判定其病机，所以问诊也有相当大的局限。常遇有些人请我开个方子，治疗某病，或说的是一些症状，或说的是西医诊断，我很无奈，未诊脉，寒热虚实不明，确难拟方。

这种'以脉诊为中心'的辨证论治方法逐渐形成后，曾多次反思，这个路子走得对不对？唯恐由于片面，钻进了牛角尖，像统计学说的，带来系统性误差。反复验证于临床，按这种方法辨证论治，多能取得预期效果。尤其对一些疑难久治不愈的病人，常有一些新的见解，另辟蹊径，取得突兀疗效。因而更坚定了我们以脉诊为中心的辨证论治方法，且老而弥坚。仲景的辨证论治方法，一言以蔽之，就是平脉辨证。我有一个深切的体会，对仲景所写的每条经文，只要悟懂了其脉象的意义，这条经文也就容易理解和灵活运用。我临床看病也是这样，只要把每个病人的脉象看明白了，对该病也就基本看明白了，治起来心中也就有一定把握。"

那么，狭义的平脉辨证，即李士懋先生对于脉诊"高权重"的倚仗，这在全国的中医专家中并不多见，是否就是李士懋先生的核心学术思想呢？

我这里要唱个反调，虽然这的确是李士懋先生特别鲜明的学术特色，但是，并非李士懋先生最重要的学术基石。

为什么这样说呢？

且看李士懋先生自己的论述：

"我在反复学习和应用《伤寒论》中，有个明显的感觉，倘若我理解了某一方证的脉象，也就悟透了该方证的病机，运用起来就比较有把握，比较灵活，也能够适当化裁、融会贯通，并推广其应用范围。假如对方证的脉理解不透，用起来也就生涩死板，心中没底。我深感脉诊的重要，经长期摸索，逐渐形成了以脉诊为中心的辨证论治方法。"

"仲景把脉学引进辨证论治体系中，就给这一体系注入了灵魂。使这一体系有别于其他各种只罗列一些症状、呆板的、没有灵气的其他辨治体系。所以，对仲景脉学的求索，就是打开仲景神圣殿堂的钥匙，这正是溯本求源登堂入室的钥匙。"

对脉诊的特别重视和倚重，其实只是李士懋先生"溯本求源登堂入室的钥匙"而已，而"病机"才是中医人"登堂入室"的目的地。

以"脉诊为中心"虽然重要，但对于李士懋先生学术思想更本质的"基石"来说，笔者认为，如果把脉诊作为基石，则是浅视于李士懋先生学术思想矣！甚至我们可以这样说，即便李士懋先生的学术体系并不倚重于脉诊，即便李士懋先生舍脉诊不用，李士懋先生学术思想的独特光芒，并未有丝毫的黯淡和减低。

所以，对于什么是李士懋学术思想最核心的基石，我们需要独立思考、大胆猜测、小心求证。

（二）"李士懋学术思想"的诞生背景

李士懋先生为1956年入学的北京中医学院（现名北京中医药大学）首届中医大学生。李士懋先生对自己的学术背景曾作过自述：

"1962年于北京中医学院毕业后，分到大庆油田总院工作。当时正值大庆油田会战初期，几十万人汇集于北大荒茫茫草原，条件艰苦，气候恶劣，尤其小儿发病率很高。医院儿科3个病区，约200张病床，住院患儿多是麻疹、中毒性消化不良、肺炎、流脑、菌痢等，皆属中医温病范畴，病危者常居半数以上，每年仅儿科死亡约500人左右。我在儿科任中医专职会诊大夫8年，几乎所有危重患儿都配合中医治疗，累计诊次数万。重任在肩，苦于学识浅薄，压力很大，只能努力学习，下功夫读了些温病著作。在这种特殊环境下，对温病中的急危重症有过不少教训，也长了些见识。

1979年到河北中医学院任教，曾讲授温病学5年，从理论上又进行了系统学习。结合对以往临床实践的回顾，使认识得到了一定深化、升华。教学以来，未曾间断临床，除定期应诊外，登门求医者无虚日，其中也散在一些急重病人。由于认识上有了提高，反过来再指导临床，运用起来觉得较前自如、长进了一些。"

善治急危重症，是李士懋先生不是特色的特色。由于对急性病接触较多，李士懋先生因而对急症有较深体会。所以李士懋先生敢于掷地有声地说："中医最擅长的是急性病，而不是慢郎中"。

上述只谈了李士懋先生对于温病的学用经历，实际上，李士懋先生对于伤寒更为倾入精力：

"作为一名医生，都有一个共同愿望，就是治好病人，若治不好时，就苦闷纠结。怎么办？只能苦读经典，博采众长。我仅《伤寒论》的读书笔记，摞起来也有一米高。在50多年读经典、做临床的磨砺中，形成了自己的思辨体系，就是'溯本求源，平脉辨证'。本在何处，源在何方？本在经典，源在临床。《黄帝内经》《难经》奠定了中医的理论体系构架，仲景建立了中医辨证论治这一体系的巍峨大厦。欲溯本求源，就必须悟透仲景是如何创立和运用这一辨证论治体系的。"

"在临床反复摸索中，我们将平脉辨证这一思辨体系具体化为以下六点：①以中医理论为指导，以脉解症，以脉解舌，方无定方，法无定法；②以整体观为指导，胸有全局，整体辨证；③平脉辨证；④首分虚实；⑤动态辨证；⑥崇尚经方。我们以此六点为指导，形成了'平脉辨证思辨体系'。我们前后撰写的16部专著，已合编为《李士懋田淑霄医学全集》，就是围绕'平脉辨证'这一思辨体系展开的，以这一思辨体系为指导，临床中取得了较满意的疗效。"

从以上李士懋先生的论述中我们能够看出，从学术流派的角度，李士懋先生是"伤寒温病融会贯通、各家学说兼收并蓄"，这又是"不是特色的特色"。

那么，李士懋先生真正具有自己核心特色的学术思想，到底是什么呢？

我个人的解读是，李士懋先生学术思想的基石分为三个，为了方便读者记忆，不妨名之为"三足鼎立"。

（三）李士懋学术思想的"三足鼎立"

什么是中医辨证论治的核心呢？

被誉为"能推尊仲景而发明者，唯许叔微为最"的宋代名医许叔微说过："伤寒治法，先要明表里虚实，能明此四字，则仲景三百九十七法可坐而定也。"

我们认为，中医辨证论治的核心主要是"表里（包含上下、脏腑经络）、虚实（包含寒热、气血津液）以及表里虚实错杂的阴阳交错。

所以，古人一直把八纲（表里、虚实、寒热、阴阳）作为"执简驭繁，以应无穷之变"的辨证之魂。

可以说，表里、虚实、阴阳交错，已经包含了寒热气血津液、三焦脏腑经络，是构成中医辨证论治的三大基石。

当代学界，谁能对中医界"约定俗成的说法"进行独立思考，提出振聋发聩的"辨证论治之新说"呢？

1. 重审表里：细说表证，非赅六淫

很多年前，当我第一次读到李士懋先生对《伤寒论》第1条的独立解读时，"我和我的小伙伴们都惊呆了"！

《伤寒论》第1条："太阳之为病，脉浮，头项强痛而恶寒。"

李士懋先生对张仲景原文，几乎逐字逐句提出疑问并给出独立推论：

一定"脉浮"吗？——什么时候脉浮？什么时候脉不浮？

一定"头项强痛"吗？——什么时候头项强痛？什么时候头项强痛？

一定"恶寒"吗？——什么时候恶寒？什么时候脉恶寒？

最后，李士懋先生给出了清晰量化、操作性强的辨证标准：

"……只要具备了上述四个特点的恶风寒一症，又有脉紧，两项具备，即可诊为太阳伤寒表证。若兼见发热、头身痛、无汗三症，则诊断太阳表实证的条件更加完备。至于其他或然之症，则非必见。"

李士懋先生仅仅在谈太阳病吗？

不！李士懋先生是对中医学的"表里大法"进行细审。

因为"非表即里"，所以只需对"表证"界定清楚，"里证"自然也就容易辨析。

那么，李士懋先生如何细审我们熟视无睹的"表证"？又提出哪些让临床医生们振聋发聩的新说呢？

风寒暑湿燥火，并非都能在表。严格意义的表证，只有风寒、风水而已。

所谓风热，是里热的外症而已。如果不明此意，多少误治就会发生！

没想到平日我们熟视无睹的表证，藏着这么精深细微的辨证底蕴！

2. 洞察虚实：火郁发之，寒凝散之

有人会说，虚实是中医最基本的感念，有什么深度洞察的价值呢？

当你运用传统的"虚则补之，实则泻之"的方法而疗效不佳的时候，你能想到问题究竟出在哪里吗？

这恰恰是李士懋先生学说给我最大的震撼，因为李士懋先生也是从自己的"血淋淋"的失败中所总结的经验。

为什么对于有些"里证"，运用"寒则热之，热则寒之"却枉然无效呢？

李士懋先生从前人"火郁发之"的体会中吸取经验，提出要兼用新的治法，即在"寒则热之，热则寒之"的基础上，兼用"火郁发之，寒凝散之"的"给里邪出路"的新治法。此时，虽然亦可用汗法，但已经是对纯里证（而非表证）的治法。

"里实证"（指在里的实证，非仅指阳明腑实证）可兼用汗法"直接给邪出路"；"里虚证"亦可兼见用汗法"激发补虚之力"。李士懋先生对于汗法的拓展应用，堪称开创了治病大法的新途径。

当然，"给邪出路"除了汗法也包括吐法、下法、利小便诸法，因前人已广泛应用，李士懋先生就没有赘述。如果说"火郁发之"前人已有论述和实践，但对于"寒凝散之"则更多体现李士懋先生的原创特性。尤其难能可贵的是，李士懋先生对于火郁、寒凝都给出了明晰的使用指征，并对传统治法做了开拓，提高了临床有效率。

李士懋先生在汇报发言中说："我们已立项的国家'十二五'支撑课题'汗法治疗寒凝证的研究'，就是按这个思路进行设计的。汗法自古以来就限于治疗表证，'汗以解表''在表者汗之'，而我们提出汗法大量用于里证，其依据就是《素问·举痛论》：'寒气客于脉外则脉寒，脉寒则缩蹉，缩蹉则脉绌急，绌急则外引小络，故卒然而痛。'寒客脉绌急则痛，供血减少则引发心绞痛、高血压、肾病，以及消化、呼吸等诸多病症，发汗散寒解寒凝，就可以改善脏器的血供，治疗上述诸多疾病。

为此，我们根据临床实践提出了寒凝证的诊断标准、正汗的标准、汗

157

出未透的标准等。寒凝证的标准就是'寒、痛、痉'，痉脉权重占85%。汗出寒散，则组织器官供血改善而愈。寒凝证，即为汗法与西医诸病的切入点。这种研究，将对中医拓展汗法应用有裨益。此类以证为核心的研究课题，我们可以列出多项，这不仅是技术层面的结合，也为中西医在理论层面的逐渐融合，开启了一条道路。"

3.阴阳交错：少阳厥阴，半阴半阳

除了对许叔微提到的"表里虚实"（能明此四字，则仲景三百九十七法可坐而定也）李士懋先生提出自己的独立创见，他还对表里虚实的错杂即阴阳交错（用伤寒的术语即少阳病、厥阴病），提出了自己独立的思考。

对于李士懋先生的这些创见，我曾经以"让专研伤寒的专家汗颜的独立思考之作"为标题，给从事伤寒论教育、临床的专家发去邮件，并且加了一段发自肺腑的手记：

"伤寒学术史上，我认为最振聋发聩的一段话，莫过于恽铁樵先生的如下话语：

'我辈于六经不了了，在最初时尚耿耿于心，稍久渐渐淡忘。及为人治病稍久，则不复措意。岂但不措意，亦竟忘其所以，自以为了解。偶值后辈问难，方且多为遁词曲说，卒至人我皆堕五里雾中。此即所谓'良医不能以其术授人'也。此中情形，不可谓非自欺欺人！'

上述恽铁樵先生的这段话，一直贴在我的书桌旁，作为激励自己独立思考的警醒之语！

我一直在深深忧虑：

中国近现代诸多伤寒学家，太多人云亦云，太少独立思考。

而李士懋先生对于少阳病、厥阴病的思考，我认为，有可能让专研伤寒的专家们汗颜。务请逐字逐句细读之！

李士懋先生不但给予阴阳错杂的精细辨析，还给出了少阳病、厥阴病代表方证的清晰可操作的使用指征。

如小柴胡汤证的应用指征：①非必七症（口苦、咽干、目眩、往来寒热、胸胁苦满、嘿嘿不欲饮食、心烦喜呕）皆具。七症中，最具特征意义

的症状，依次排序为脉弦、胸胁苦满、往来寒热、呕吐、不欲饮食。②热型非必寒热往来，亦可见发热、潮热。③小柴胡汤证若兼表热，或三阳合病，以少阳证为主者，可予小柴胡汤统治。④其脉当弦，或兼细、沉、紧。因少阳病性质半阴半阳、半虚半实，故其弦必不劲，当弦而按之减。

再如，乌梅丸的应用指征：一是脉弦不任重按或弦而无力，肝脉弦，无力乃阳气不足；二是出现肝病的症状，两胁胀痛，肝经所循部位的胀痛。如胸闷，少腹痛，腿痛，头痛，冠心病心绞痛的心前区痛，寒热错杂，精神不振，懈怠无力，转筋，痉挛，头痛，吐利，胃脘痛，经行腹痛等，见一二症，又有脉弦无力，即可用乌梅丸加减治之。"

我认为，且不管李士懋先生独立思考的结论和给出的使用指征是否完美，单就其独立思考的精神和精细入微的结论，也足以成为中医学界的楷模！

（四）"李士懋学术思想"的总结

有趣的是，虽然我们知道李士懋先生"伤寒温病融会贯通"，那么，是否是"河间易水融会贯通"呢？

对此，我个人的分析（未经李士懋先生本人认定）是，李士懋先生的学术思想偏重于河间派。

且看李士懋先生在第二届岐黄论坛大会报告上的发言：

"证是平脉辨证体系的核心。每个证，都要明确性质、病位、程度、病势四个要素，可简称为四定。证是辨证论治体系的核心，而脉是辨证论治体系的灵魂、精髓。证确定了，法由证出，方依法立，此即辨证论治的全过程。使人掌握了这套平脉辨证的思辨方法，就是授人以渔，就可驾驭百病。

我们可以把中西医百病看成是横向排列的，而证是纵向排列的，每种病都可分为若干个证，我们只要辨明了是什么证，即使不知道是西医或中医的什么病，只要明确了证，就可以立法处方，进行治疗。通过证，就可以统辖百病。如脾虚证，几乎内外妇儿各科均可见此证型，只要我们明确了该病是脾虚证，即使不知中医、西医叫什么病，照样可以治。

所有的病，都是可以相互传变兼夹的，如寒证可伤阳，可产生水湿痰饮、瘀血，又可化热而内窜成六经热证，亦可伤阴而造成阴虚证。热证可内窜脏腑经络，而成六病热证，亦可壮火食气而转为虚寒之证，亦可灼液成痰，或煎熬阴血而产生血瘀等。中医的百病可以传变、转化、互通，中西医百病也可相互转化互通，只要掌握了以证为核心的平脉辨证体系，就可看成百病一也，从而驾驭百病。"

我们再分析《李士懋田淑霄医学全集》的李士懋医案，会发现李士懋先生更多侧重"从病性入手"进行病性病位辨证（河间派）。

"鱼和熊掌不可兼得"，如果说伤寒温病学派尚有相互包容的可能，但河间和易水派则因各自鲜明的特色而原则上不能"有机结合"。就像一个人的国籍，要么是中国国籍，要么是外国国籍，支持双重国籍的国家毕竟是少数。

所以，我个人认为，李士懋先生的学术思想，在中医各家学说的视角里，属伤寒温病融会贯通，但偏重于河间学派。

对王清任"补气助阳法"的临证思辨

河北中医学院　张再康　张紫微　冯瑞雪

元气亏虚导致种种疾病，治疗就应该是补养元气。古代医家补养元气，大多应用人参。王清任在补养元气的治法上与古人有很大的不同，其特点就是重用特用补气药物生黄芪，而不用或少用人参。这是为什么呢？

这是因为，当元气亏虚到一定程度时，不仅存在元气亏虚，而且开始出现阳虚。也就是说，气虚和阳虚同时存在。这时治疗方法不能单纯补养元气，需要既补养元气又补养阳气。王清任在其长期大量的临床实践中发现，生黄芪不仅具有补气益气的作用，应用到一定量时则可起到补阳助阳的作用。当元气亏虚严重同时出现阳虚证时，生黄芪兼具益气补阳双重作用，为首选之药物。

我个人认为，王清任对大量生黄芪具有补阳助阳作用的发现，是对本草学的一大补充和完善。他将治疗中风后遗症的方剂命名为补阳还五汤，而不是命名为补气还五汤；他将治疗肌肤瘙痒的方剂命名为助阳止痒汤，而不是命名为助气止痒汤，其用意深远。我个人将王清任这一独特的治疗方法，称之为补气助阳法。王清任补气助阳法和活血化瘀法是王清任重要学术思想的两个方面，共同闪烁着智慧的光芒。

元气亏虚到一定程度后出现了阳虚，为什么不直接采用温阳补阳法呢？也就是说，为什么不用生黄芪配伍炮附子、干姜、肉桂、桂枝、吴茱萸等药物温阳补阳呢？用炮附子、干姜、肉桂、桂枝、吴茱萸等药物不是更直接、更便捷、更快速起到温阳补阳作用吗？这非常值得深入地思考和推敲。

我个人认为，阳气亏虚证在临床上需要分成两种类型，一种是阳气亏虚伴有阴津亏虚证；一种是阳气亏虚伴有水饮内停证。阳气亏虚伴有阴津亏虚证和阳气亏虚伴有水饮内停证共同的临床表现都可能有畏寒、恶风、自汗出、四肢冰冷、气短乏力、心慌等，但是舌脉却有明显的不同。阳气亏虚伴有阴津亏虚证的舌质虽然淡胖，但其舌苔多见薄白或薄黄干燥，阳气亏虚伴有水饮内停证的舌质虽然淡胖，但其舌苔多见薄白润泽水滑或白厚润泽水滑。上述两种类型的治疗方法截然不同，阳气亏虚伴有阴津亏虚证的治疗需要大量应用补气药物生黄芪补气助阳补阳，这时既能起到补阳的作用，也不易助火伤耗阴津。当阴津亏虚严重时，还可酌情配伍养阴生津药物如沙参、元参、生地黄、麦冬、天冬、生石斛、玉竹、知母、天花粉、女贞子等药物，补阳而不伤津，补津而不损阳，相生相助。这时，则不宜应用炮附子、干姜、肉桂、桂枝、吴茱萸等药物补阳。因为，这些药物大辛大热，虽能温阳补阳，却严重地助火伤耗阴津，临床常常是阳气未壮而患者火热伤津证蜂起。但是，对于阳气亏虚伴有水饮内停证，就不同了。应用炮附子、干姜、肉桂、桂枝、吴茱萸等大辛大热药物既可温阳补阳，又可燥湿化饮，还可辛温散寒，恰为对证。当水饮严重时，还可酌情配伍茯苓、猪苓、泽泻、车前子等利水药物，温阳有助化饮，化饮有助温阳，相生相助。通过以上分析，我们就能够掌握补气助阳法的应用，也就能够区分补气助阳和温阳补阳法的区别，也就能够理解补阳还五汤为什么补阳却无炮附子、干姜、肉桂、桂枝、吴茱萸等药物的原因了，也就能够理解补阳还五汤为什么要大量应用生黄芪的原因了，也就能够理解王清任常用生黄芪补阳而少用或不用炮附子温阳的原因了，也就能够理解王清任常用生黄芪补气而少用或不用人参、党参补气的原因了。王清任补气助阳学术思想，是对张仲景温阳化饮学术思想的重大补充和发展。

王清任创制了很多重用生黄芪补气助阳的方剂，首推补阳还五汤，方中生黄芪用量为120g。其次有助阳止痒汤、止泻调中汤、保元化滞汤、可保立苏汤、足卫和荣汤、古开骨散加生黄芪方、黄芪桃红汤、身痛逐瘀汤虚弱加黄芪方、黄芪赤风汤、黄芪防风汤、黄芪甘草汤等。这些方剂中，除止泻调中汤生黄芪用量为24g外，其他方剂用量都在30g以上。通过对王清任生黄芪用量的分析可以看出，当有阳气不足表现时，生黄芪必须重用特用，少则30g，多则60～120g，甚至240g，才能起到补阳助阳的效果。

王清任补气助阳法学术思想，对中医内、外、妇、儿、皮肤、五官等临床各科都具有重要的指导价值。补阳还五汤是治疗半身不遂的有效名方，因而为大家所熟知。但对助阳止痒汤、保元化滞汤、可保立苏汤等方剂就可能有些陌生了。我的父亲张运增老中医在其补气助阳重要学术思想指导下，灵活运用其补气助阳类方剂治疗一些疑难杂症，取得了良好的效果。

案1. 助阳止痒汤治疗湿疹无皮案

韩某，女，9个月，1973年12月诊。其母代诉：患儿七、八日前全身布满了小黄疙瘩，继则破溃流黄色黏水遍及全身。脱衣时连皮肤扯下竟致全身几乎没有皮肤。经中西医治疗无效，故请余诊治。查：患儿除四肢外鲜红无皮，蒸蒸往外冒热气，外渗黄水。身体躁动不止，意在搔痒，哭不成声。患儿所盖衣被潮湿异常，居室墙壁也甚潮湿。夫小儿气血未充，又失调护，外感湿邪郁久化热致湿热之邪浸淫肌肤而成湿疹。当大补气血、除湿止痒，宗王清任助阳止痒汤加减治之。

处方：黄芪30g，桃仁6g，红花6g，穿山甲3g，皂角刺3g，赤芍3g，蛇床子9g，乌梅9g，蜈蚣2条，全蝎9g。1剂水煎2次，作为3日灌服。3日后患儿即不躁动，黄水也不再渗出。上方将蜈蚣改为3条，连进2剂分作6日服用，无皮处竟逐渐长出新皮肤。后以该方再服数剂，皮肤全部长出而痊愈。嘱其家长勤晒被褥以防复发。在孩子成长过程中，偶有搔抓某处，就嘱其用布包轻粉和冰片各3g蘸热白酒外擦。20年后再次追访，告以身上时有发痒但不影响生活和工作。

按：王氏助阳止痒汤（黄芪30g、桃仁6g、红花6g、炒山甲3g、皂角刺3g、赤芍3g）原为王清任《医林改错》"治痘六、七日后作痒不止，抓破无血，并兼治失音失哑"证属"表虚里气不行"者设。王氏自编方歌说："助阳止痒芪桃红，皂角刺赤芍山甲同，声哑失音同一治，表虚因里气不行。"王氏所谓"里气不行"即指元气亏虚甚或阳气亏虚、瘀血阻滞，气血运行受阻。其表虚乃因气血受阻后，肌肤失却营卫气血的荣养，故作痒不止，抓破无血。其瘙痒非外感风寒湿之邪客于肌肤所致，不可过用祛风止痒药物徒伤元气。故王氏说："此方治痘后六、七日，作痒甚者，抓破无血。不是治初出痘一、二日作痒之方。"助阳止痒汤原方以黄芪为君，用量为30g，占方剂总药量的60%，元气亏虚者则补气止痒，阳气亏虚者则补气助阳止痒，此冠以"助阳"之奥旨。家父在临床上对辨证属于元气亏虚或阳气亏虚、瘀血阻滞、肌肤失养之顽固性皮肤病如风疹、湿疹、荨麻疹等，多用此方加减治疗。

案2.补阳还五汤治愈腿痛案

杨某，女，65岁，1971年11月诊。自述冬天在河里捞取衣物，棉裤浸湿至膝，故挽裤半日许，返家即觉腿痛，逐日加重，不可步履，并感右侧上下肢麻木。西医未明确诊断，服某医中药4剂未效。观其年高行走扶杖，软弱异常，察其舌淡苔薄白，脉沉细无力，诊为元气亏虚、风寒湿感而成痹。处以补阳还五汤加减治之。处方：生黄芪50g，当归尾10g，赤芍6g，地龙3g，川芎3g，桃仁3g，红花3g，皂角刺3g，桑枝9g，威灵仙9g，桂枝9g，木瓜9g。服1剂疼痛明显缓减，后又服用十余剂而疼痛、麻木均告愈。

按：王清任补阳还五汤为治疗气虚血瘀证的代表方剂，原为中风后遗症而设，他说："此方治半身不遂，口眼歪斜，语言蹇涩，口角流涎，大便干燥，小便频数，遗尿不禁。"现代临床多用于治疗脑血管病后遗症、麻痹性震颤、颈椎病眩晕、偏瘫、截瘫、上下肢痿软、冠心病、慢性萎缩性胃炎、肾炎蛋白尿、声带结节等属气虚血瘀者。

本方主要针对气虚血瘀之痿证而设，并未提到本方能治疗痹证。张锡纯先生说："从来治腿疼、臂疼者，多责之风寒湿痹，或血瘀气滞，痰涎凝滞，不知人身之气化壮旺流行，而周身痹者、瘀者、滞者，不治而愈，即偶有不愈，治之亦易为功也""故凡遇腿疼臂疼历久调治不愈者，补其元气以流通之，数载沉疴，亦可随手奏效也。"家父根据张锡纯先生治疗痹证之经验，将补气助阳之补阳还五汤化裁应用于年高体弱、元气亏虚或阳气亏虚之痹证者，取得了良好疗效，是善用补阳还五汤者也。

案3. 保元化滞汤治愈痢疾案

张某，男，60岁，1976年9月诊。自述白天吃了些西瓜，晚上在房顶上乘凉感寒，随致痢疾。一日痢疾腹泻次数无度，伴有轻微脱肛、腰痛下坠，微兼喘息。察其舌淡，脉沉弱无力，随诊为元气亏虚、湿热下注之痢疾。处以王清任保元化滞汤原方治之：黄芪30g，滑石30g，白糖一撮，三剂而安。

按：保元化滞汤原为"治痘五、六日后，痢疾或白，或红，或红白相杂"而设，他自拟方歌曰："保元化滞补攻方，一两黄芪煎作汤，为末滑石须一两，冲服痢止气无伤。"王清任说："此方乃余之心法，不独治小儿痘症痢疾，大人初痢、久痢，皆有奇效。然在人初痢，滑石用一两五钱，白糖一两，不必用黄芪；久痢加黄芪，滑石仍用一两五钱。"根据王清任之论述，无论初痢还是久痢，辨证为元气亏虚、湿热下注者即可应用本方。方中黄芪能补气助阳以壮旺元气，元气固则泻痢自止；黄芪又善利小便，利小便则可以实大便，此为王氏用黄芪治气虚痢疾之另一端。滑石色白味淡，清热利小便。生黄芪配滑石，一升一降，一温一凉，庶几则阴阳趋于平衡，湿去正复，泻痢自愈。家父常以此方治年高体弱、元气亏虚、湿热下注之痢疾和泄泻者恒收意外之功，强调不可单纯治疗湿热而过用苦寒燥湿药物。

案4. 可保立苏汤治愈小儿夜啼证

张某，男，8个月，1975年11月诊。其母代诉：近半个月来夜间常啼哭不安，不吮乳，白天转为正常。查：患儿面色白中略有青色，四肢欠温，唇舌淡白，舌苔薄白，食指络脉色淡隐隐于风关之内。诊为脾脏虚寒、心肝血虚证。处方以王氏可保立苏汤原方治之：生黄芪15g，党参3g，白术2g，甘草2g，当归2g，白芍2g，炒酸枣仁3g，山茱萸2g，枸杞

2g，补骨脂 2g，核桃 1 个连皮捣，服 2 剂而安。

按：可保立苏汤原为"治小儿因伤寒、瘟疫，或痘疹、吐泻等症，病人气虚，口肢抽搐、项背后反、两目天吊、口流涎沫、昏沉不省人事"而设。王清任自拟方歌曰："可保立苏故纸枣，术归芍药参芪草，山萸枸杞水煎服，一个核桃带壳捣。"该方生黄芪用量为 75g，就四岁小儿而言，其用量远远超过补阳还五汤。他说："此方分两，指四岁小儿而言。……又不必拘于付数，余治此症，一日之间，常有用两三剂者，服至不抽，必告知病家，不可因不抽，遂不服药，必多服数付，气足方妥。"方中黄芪、党参、白术、甘草、补骨脂补养脾气、温补脾阳，当归、白芍、酸枣仁、枸杞、山茱萸、核桃补心肝之血、开窍醒神、荣养筋脉、安魂定志。其中，补骨脂具有补肾阳、暖丹田、壮元阳作用，核桃具有补养气血、益精髓之功，补骨脂配核桃有木火相生之妙。古方于此对药中加杜仲即名为青娥丸。

小儿夜啼证，常表现为 1 岁以内的哺乳婴儿夜间啼哭不停，或时哭时止，而白天如常。少则数日，多则经月。最早记述本病的《诸病源候论》云："小儿夜啼者，脏冷故也。"《保婴撮要》和《幼幼集成》二书皆列脏寒为本病主要病因。盖夜则阴盛阳衰，脾阳愈虚、寒邪愈盛、心肝血愈亏、腹中作痛、神魂不宁而夜啼不安。基于以上认识，治疗本病当以温补脾胃、补养心肝之血为法。故家父选用了王清任可保立苏汤加减。可见，可保立苏汤不仅擅长治疗小儿慢惊，也为治疗小儿夜啼证之妙方也，关键在于谨守病机。

张元素未列入金元四大家原因探讨

河北中医学院　张再康　张紫微　冯瑞雪

为什么易水学派创始人张元素未被列入金元四大家，这是学习研究中国医学史和中医各家学说不能回避的问题。深入研究探讨张元素未被列入金元四大家的原因，对于继承发扬张元素学术思想，理清易水学派的传承脉络，把握整个金元医学体系，正确认识整个中医学体系，都具有重要的意义。

一、内在因素

1. 理论深奥

张元素富有革新精神，他倡言"运气不齐，古今异轨，古方新病不相能也"，在当时的医学界产生了很大的影响。他从生理、病理、证候、治疗、预后等方面阐发脏腑虚实寒热证候与病机，奠定了脏腑辨证的基础。特别是他继承《黄帝内经》气味厚薄阴阳理论，创立药物升降浮沉说、药物归经说、引经报使说等遣药制方理论，奠定了中药学和方剂学的理论基础，对中医学的发展做出了杰出贡献。但其遣药制方理论精妙深奥，不易为后世医家学习掌握，也就难以对其学术思想给予客观和正确的评价。如张元素根据《素问·至真要大论》"诸气在泉"理论，以五运六气和五行生克学说为原则创制的风制、暑制、湿制、燥制、寒制五类制方大法至今晦涩难懂。

2. 著作遗佚

张元素一生著述较多，主要有《医学启源》《脏腑标本虚实寒热用药式》《珍珠囊》《洁古家珍》等。《医学启源》是张元素为教授其门人而撰写的一部医学入门书籍，因保存完好而得以流传。《脏腑标本虚实寒热用药式》无专辑，先后被收载入李时珍的《本草纲目》、赵双湖的《医学指归》及周学海的《周氏医学丛书》中。这两本书保存相对完好，主要侧重脏腑辨证理论。遣药制方理论方面的著作《珍珠囊》《洁古家珍》等，在元代就开始损毁残缺遗失，今仅见于元代杜思敬所辑《济生拔萃》中。其他尚有《医方》《产育保生方》《洁古本草》《药注难经》等著作，但未见行世。可见，张元素的学术思想因其著作遗佚而不能得到广泛传播，影响了后世学者和医家对其应有的正确评价。

3. 传承不足

张元素二十七岁以前攻读仕途，因触犯庙讳落第，遂转而潜心医学。经过 20 多年的刻苦钻研，到五十多岁时名声大噪。由于其成名较晚，所以拜他为师的人不多，仅李杲、王好古二人而已。因是晚年收徒，故无暇将其脏腑辨证理论尤其是精妙深奥的遣药制方理论尽情传授。李杲师承张元素，为易水学派的中坚，但其独重脾胃内伤病机的阐发，制定的补脾胃、升清阳、散阴火等方法只是张元素学术思想的部分发挥，远没有将脏腑辨证、遣药制方理论全面继承发扬光大。王好古先是师承张元素，但未及学到真谛张元素即去世，接着向李杲学习。所以王好古继承张元素脏腑辨证理论尤其是遣药制方理论更是有限。他只是在李东垣脾胃内伤的基础上，从肝、脾、肾阳气虚损角度探讨阴证辨证，深化了李杲脾胃内伤学说。李杲的另一个亲炙弟子罗天益更是继承发挥李杲学说，治疗脾胃突出甘补辛升，发展了李东垣用药心法。通过以上分析可以看出，张元素的脏腑辨证理论在李杲时就被缩水为脾胃辨证，遣药制方理论在李杲时就基本断流。所谓易水学派，其实仅仅张元素一人而已。诸如王好古、罗天益以及明清著名医家薛己、李中梓、缪希雍、绮石、叶天士等实际均为李东垣补土派之延续。张元素的学术思想传承不足，故不能充分彰显于世而产生深远影响。

二、外部因素

1. 文人误导

最早开始梳理金元时期著名医家的是明初著名文学家和史学家宋濂。《宋濂医史》谓："金之以善医名凡三家，曰刘守真氏，曰张子和氏，曰李明之氏。虽其人年之有先后，术之有攻补，至于惟阴阳五行、升降生成之理，则皆以《黄帝内经》为宗，而莫之有异也。……丹溪先生此书，其有功于生民者甚大，宜与三家所著并传于世。"但是，宋濂本人并不是医学家，所以他对金元医家的评价有其肤浅性、片面性和局限性。明初著名历史学家王祎，曾和宋濂共同编修《元史》，学问不在宋濂之下。朱元璋曾称赞王祎说："江南有二儒，卿与宋濂耳。学问之博，卿不如濂；才思之雄，濂不如卿。"王祎对宋濂推崇朱丹溪之说并不认同，而对张元素加以肯定，他说："金氏之有中原也，张洁古、刘守真、张子和、李明之四人著作，医道于是乎中兴。"可见，在明初对金元四大家的认识就有两种不同的看法。但是，后来明清医家受到宋濂观点的影响和误导，忽视了张元素脏腑辨证和遣药制方理论的重要价值。明代医家王纶《明医杂著》、李中梓《医宗必读》都对刘完素、李东垣、朱丹溪大加赞扬，未提及张元素。孙一奎在《医旨绪余》中把刘完素、李东垣、朱丹溪、张从正相提并论，也未提及张元素。到了清代，张璐沿袭宋濂之说，在其著作《诊宗三昧》中将刘完素、张从正、李东垣、朱丹溪上升为四大家。陆懋修在张璐基础上更加明确具体，首倡金元四大家之说，他说："刘张李朱，金元四大家也。张谓戴人。"此说一出，便被后世医家奉为不移之论，如费伯雄《医醇賸义》指出："所谓四大家者，乃张子和、刘河间、李东垣、朱丹溪也。就四家而论，张刘两家，善攻善散，即邪去则正安之义。但用药太峻，虽有独到之处，亦未免有偏胜处。学者用其长而化其偏，斯为得之。李朱两家，一补阳，一补阴，即正胜则邪退之义，各有灼见，卓然成家。"可见，在文人学者宋濂的误导下，明代医家即开始把张元素遗忘，到了清代则彻底将张元素排出于金元四大家之外。

2. 李东垣遮掩

张元素的亲炙弟子李杲"青出于蓝胜于蓝",成为大家一致认可的"金元四大家"之一,这在中国医学史上是个最特殊的现象。那么,为什么李东垣却胜过其师成为公认的著名"金元四大家"之一了呢?我们认为,这主要有三个原因:第一,理论明了易懂。李东垣脾胃学说的主要观点是"内伤脾胃,百病由生",主要治法是补养脾胃、升发清阳等,主要方剂为补中益气汤、升阳益胃汤等。这些理论内容相对浅显局限,系统性和专科性强,容易为后世医家掌握应用。第二,著作保存完整。李杲一生著述甚多,如《脾胃论》《内外伤辨惑论》《兰室秘藏》《医学发明》《活法机要》《东垣先生试效方》等,保存基本完整和流传甚广。第三,私淑者众。明代以薛己、孙一奎、赵献可、张介宾、李中梓为代表的温补学派和明清时期温补大家缪希雍、绮石、叶天士等著名医家都私淑李东垣脾胃学说,这使得李东垣的影响力远远超过了其师张元素。以上三个原因恰好与张元素学术思想未得到客观评价形成了鲜明的对照,亲炙弟子李杲耀眼的光芒遮盖了恩师的光辉,成为"补土派"宗师。

3. 朱丹溪挑战

朱丹溪的出现对张元素金元四大家的地位构成了严峻的挑战,最终代替了张元素金元四大家的地位,是金元四大家出现争议的分水岭。朱丹溪后来居上替代了张元素,除与宋濂推崇有密切关系以外,更为重要的原因有三。第一,善于继承,勇于创新。他在深研《黄帝内经》理论的基础上,继承刘完素、张从正、张元素等前贤学说之精华,将理学思想融入医学,创造性地提出了"阳有余阴不足论"与"相火论"等新的医学理论,推动了医学理论发展,成为滋阴派的一代宗师。他论治杂病,被后世医家极力推崇,故有"杂病用丹溪"之誉。第二,亲炙和私淑者众多,影响巨大。朱丹溪在当时就已经具有了盛名,他的亲炙弟子众多,赵道震、戴思恭、王履等皆传其衣钵。朱震亨的私淑弟子也众多,如虞抟、王纶、汪机等。其相火之论成为明代医家薛己、赵献可、张介宾、孙一奎等探讨命门学说的重要理论依据。丹溪学说早在明代就远传海外，日本医家还成立"丹溪学社"。第三，著作保存完整。朱丹溪主要著作有《格致余论》《局方发挥》，其他有《本草衍义补遗》《金匮钩玄》《脉因证治》《伤寒辨疑》《外科精要发挥》等。他的门人将其医论及临床经验整理纂集成《丹溪心法》《丹溪心法附余》等。这使得朱丹溪学说得到广泛流传，并产生了巨大的影响力。

综上所述，易水学派的创始人张元素未被列入金元四大家，是由内在因素和外部因素共同造成的。这些因素导致了后世学者和医学家对其学术地位未能给予公正的评价。基于以上认识和固有的金元四大家之定论，建议将现行的传统说法"金元四大家"修定为"金元五大家"，还历史之本来面目，这对正确认识和评价张元素的学术地位，正确认识金元医学体系乃至整个中医学体系具有重要意义。正如李成文所说："金元四大家之说不能完全突出金元时代的医学发展成就，应以金元五大家为宜。"

"衷中参西"如何在临证中融会贯通

河北正定县西平乐乡西杜村卫生室　王瑞清

中西医能否如张锡纯当年所愿，真正地实现融会贯通呢？

愚行医于乡野，早年以西医为业，行医既久渐渐感觉到西医西药在基层的局限性。有鉴于此复入中医学院学习中医，毕业后投师于国医大师李士懋门下，几年下来系统掌握了恩师"平脉辨证"的理论体系。临证之处常困惑于中西医两种思维之间，两者似乎总是隔门相望，实难熔于一炉。不免陷入迷茫之中，这时一个病例触动了我。

李某，女，49 岁，邻村人。2013 年 3 月 17 日就诊，患者腹痛月余，着热稍减。已在本村卫生室及镇卫生院打针输液二十余天，无效。痛时不可忍。今日县医院查腹部 B 超、CT 均正常，建议住院进一步检查治疗。患者因家境不裕，欲筹钱后再行住院。脉：沉弦拘无力，舌淡。辨证：阳虚寒凝。治法：温运中阳，散解阴寒。处方：大建中汤，川椒 6g，干姜 7g，党参 12g，红糖半两，一剂水煎顿服。

3 月 18 日复诊，昨天就诊时已是傍晚，晚间服药后一夜安睡。近一月来夜间腹痛未曾间断，甚时满炕打滚，现自觉腹中已无不适。脉沉弦无力，舌淡。上方 1 剂水煎顿服。该患 5 月份因他疾来诊，述服上药两剂后腹痛一直未作。

此患者脉弦拘无力，症见腹痛不可忍，寒客于中焦明矣。辨证已明，治法随出，应温运中阳、解散寒凝，方取大建中汤。方中病机，效如桴鼓，一剂而痛去症除。收到了始料未及的效果，心中窃喜。对于拘脉的成因不免有了深入的思考，"拘"脉是老师领悟《素问·举痛论》"寒气客于脉外则脉寒，脉寒则缩蜷，缩蜷则脉绌急，绌急则外引小络，故卒然而痛，得炅则痛立止"一文，并将其应用于实践，几经临床验证后而命名的一部脉象。脉因何而"拘"？显然寒邪是拘脉的主要成因。"邪之所凑，其气必虚，阳虚者，阴必凑之"，素体阳虚之人感邪则寒化。寒主收引凝泣，寒客于脉外则脉因寒而缩蜷收引，平时舒缓之脉蜷缩缩起来，失去舒缓之象，从而在指下形成"拘"脉的形态。

我是在行医十余年后才学的中医，西医的解剖、病理、生理、药理概念在思维深处有很深的烙印。"拘"脉从西医角度看，其不舒缓、收引在一起，也就是血管痉挛。血管由内膜、中膜、外膜三部分构成，内膜光滑，中膜在大部分血管中由平滑肌组成，外膜由疏松结缔组织构成。其中具有收缩力的是中膜平滑肌。平滑肌广泛分布于消化道、呼吸道、血管、泌尿、生殖等系统，主要功能是通过收缩产生张力使器官发生运动和变形，也可产生连续性收缩或紧张性收缩，使器官对抗所加负荷而保持原有形状，前者如消化道，后者如血管括约肌等。当其持续性收缩或紧张性收缩，也就是处于痉挛状态时，可使人产生疼痛、咳喘等症状。从中医角度看，这种血管平滑肌的痉挛也就是"拘"脉的成因。

对于阳虚寒凝而脉象"拘"者的中医治疗是温阳散寒。其方当观寒邪所客部位的不同而酌情选用。如寒客太阳可用麻黄汤、小青龙汤、三附子汤等；寒客阳明的用葛根汤等；寒客太阴的用理中丸、五积散等；寒客少阴的用麻黄附子细辛汤、桂甘姜枣麻辛附汤、桂枝芍药知母汤、四逆汤等；寒客厥阴用吴茱萸汤、乌梅丸等。各经用方虽异，然其里皆在于温经散寒，其药无外桂枝、麻黄、干姜、附子、细辛之类。

人之为患，内伤诸病、外感诸疾纷繁复杂，如一盘散沙，治疗起来使人无从下手。张仲景将内外诸病分列六经，寻找出传变规律并平脉辨证，挈简驭繁，为中医的发展建立了不朽的功绩。然中医的特点之一是整体观，强调人是一个有机的整体，是无从分割的。就"拘"脉而言，其代表着人体被寒邪所客。寒邪中人外为脉绌急缩蜷，内则五脏六腑、四肢百骸亦因寒客而气血行迟，收引凝涩而痛。其治法尊《素问·举痛论》"得炅则痛立止"。治疗疾病皆知理法方药几个方面，"拘"脉其理"阳虚寒凝"，其治法"温阳散寒"，其药无外桂枝、麻黄、干姜、附子、细辛之类，其方只要包含上述之药数味再观其临床表现随症选取即可。

综上所述，"拘"脉为西医血管平滑肌痉挛所致，从西医角度看，平滑肌痉挛可导致诸多病变，如血管平滑肌痉挛引起的高血压、循环障碍、雷诺氏病、美尼尔综合征、血管神经性头疼、脑血管痉挛性头晕等；呼吸道平滑肌痉挛引起的咳嗽、哮喘等；消化道平滑肌痉挛引起的胃肠、胆的绞痛等；泌尿系统平滑肌痉挛引起的输尿管绞痛等。临床出现相关症状而脉象"拘"者，中医用温散寒凝的方法来治疗；而西医则用解痉止痛的药物来治疗，如阿托品、山莨菪碱等。可见西医的痉挛性疾病在一定程度上与中医的寒凝证有很高的相似性。二者既然有相似性的存在，那么临床是否能相互借鉴相互指导呢？"衷中参西"愚以恩师李士懋所倡导的"平脉辨证"体系为桥梁，试图寻找一条中西融会之路。

恩师常教导我们治病要举一反三，对于"拘"脉，从中医角度看是阳虚寒凝的问题，从西医角度看是平滑肌痉挛的问题。中医的病机与西医的病理是相通的，是否可以用西医或西药来解决脉"拘"的问题呢？余带着这样的疑问做了一些尝试。

王某，男，1岁6个月。咳嗽20余天，在医院输液10余日，咳嗽不见好转。诊其脉弦拘数减，舌苔淡白。证属阳虚寒客于肺，此时如用中药治疗当选用小青龙汤等散寒温阳之剂。而家长虑其病重年幼，又恐中药难以下咽，主张西医治疗。余思之病20余日，输液10余天，消炎抗菌平喘之药屡用不效，如再按西医常规治疗恐难收功。诊其脉拘而减定是寒邪所客之候。脉拘为血管痉挛之象，那么其咳嗽是否是由支气管平滑肌痉挛引起的呢？西医解除痉挛的药有阿托品、山莨菪碱等，阿托品副作用大，山莨菪碱较为温和，于是就在肌注平喘之药二羟丙茶碱的基础上加山莨菪碱注射液0.5mg，其量甚微料不致有太大副作用。就诊时已是傍晚，第二日晨其父母携小儿来诊，喜形于色，言打针后一夜安睡，晨起仅咳一两声，精神亦大为振作。诊其脉弦而稍滑减，知阴寒已散，阳气稍复，嘱其慎用寒凉饮食，稍用治咳之西药以善其后。患儿距门诊十余里地，自此后身体稍有不适即来我处诊治，言上次之咳嗽自打一针服药两天后痊愈。

一例病人尚不能证明咳嗽见"拘"而用山莨菪碱的效果，此后见咳嗽而又有"拘"脉表现的均或多或少加用山莨菪碱，得到了确切的疗效。

至此对"拘"脉为西医之血管平滑肌痉挛加深了了解。从中医的角度看，阳虚寒凝可导致很多的临床表现，如发热、咳喘、疼痛、肢体不遂、手足厥冷等，这些疾病都可用中医温散寒凝的方法来治疗。那么是否也可以用西医的解痉药来治疗呢？于是在恩师"平脉辨证"脉学思想的指导下对山莨菪碱做了一些拓展性的应用。

愚早年曾在基层医院病房工作，接触急症最多的是有机磷农药中毒病人，其共同表现为表情淡漠、大汗淋漓、身体湿冷、呼吸缓、脉搏缓慢，甚至昏迷。从中医角度看，此大汗亡阳之候，此时大量的阿托品类药必用至汗止、呼吸脉搏加快、身热，表情由淡漠转至兴奋甚至烦躁，有机磷之毒方解。由此观之，阿托品、山莨菪碱当属中药温阳之品无疑。如病人发热而脉象出现寒凝的"拘"脉，能否也运用山莨菪碱来解热呢？用山莨菪碱来治疗发热，这在西医看来是犯忌的事情，因为应用山莨菪碱后人体会汗腺分泌减少，体温升高。但中医运用温阳的治法解热乃习以为常之事，如用麻黄汤、五积散之类的方子治疗发热是很常用的治法。

2012年1月，时值农历年底，邻村何某，男1岁4个月，因不明原因发热已辗转于县医院、省儿童医院、省二院住院治疗一个半月，发热始终未控制。住院期间，医生对病因的种种猜测均被各项检查一一排除。用抗生素、抗真菌、输血浆、白蛋白、球蛋白均无明显效果，医生建议其去北京进一步检查治疗。时值农历腊月二十八，家属虑大医院春节放假不便住院检查，欲春节后再去。出院回家到我门诊以求暂以退热。诊其脉弦拘无力，患儿萎靡不振、消瘦、倦怠、手足逆冷，体温38.2℃。从中医角度看，此属阳虚寒凝证，治疗则当用温阳散寒如四逆汤之类。但患儿在我处治疗只是权宜之计，病程长且重，况家长不愿服用中药，所以未予中医治疗。但患儿发热总得诊治，于是在肌注安痛定时加山莨菪碱注射液 0.5mg，打针时上午 9 点多。下午 4 点家长携患儿前来复诊，言打针后面色由萎黄稍转红润，但体温已降至 37.5℃，诊其脉仍弦拘无力，在肌注安痛定时加山莨菪碱至 1g。第二日就诊言患儿昨夜体温正常、手足温和，晨起稍思饮食，家属甚为欣喜。至大年初五体温偶至 38℃，但用药即退，饮食渐加，嘱其停药，饮食勿予肉类、年糕等不易消化之物。患儿家居邻村家长常来就诊，言自此后患儿逐渐康复。此案能药到热退，实是在老师脉学思想指导下运用西药之功，亦是"衷中参西"的具体运用。此后在临证中只要见到"拘"脉而不能服用中药者，无论是咳嗽、发热、腹痛，均在其他药物治疗时加用山莨菪碱，病人反馈情况良好。

从以上几个病例来看，中西医是能够融会的，现今所缺乏的是如何贯通的方法、桥梁。"衷中参西"，当年张锡纯之愿如能在我辈发扬光大，则是中医之幸甚，亦是中华民族之幸甚。中西融会之路是中医人之梦，必将随中国梦盛世腾飞。